见所未见！
图像增强
内镜的
诊断逻辑

监 修 田尻久雄

主 编 斎藤　豊，炭山和毅

主 审 李　锐　于　光　刘国伟

主 译 蔡毅东　赵蔚青　张　勇

副主译 李　巍　杨　卓　陈　磊

本书中文版的出版获北京市重点专项基金支持

项目名称：中医药对上消化道癌患者术后复发转移的干预研究

项目编号：SCW20016-20

河南科学技术出版社

·郑州·

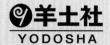

内容提要

本书是图像增强内镜诊断的入门书,执笔者基本来自国立癌症研究中心中央医院和东京慈惠会医科大学。本书由以下几个部分构成:首先,绪论中介绍了图像增强内镜在不同脏器的使用方法,梳理了各种术语和分类,并做了详细解说;接着,分为食管、胃、大肠三个部分,分别按"图像增强内镜的观察方法""肿瘤与非肿瘤的鉴别及浸润深度诊断(或病变范围诊断)""治疗适应证的诊断逻辑与过程""检查报告的写法"的顺序,展开了深入浅出的论述。每个部分都精选了代表性的病例,逐一展示普通白光观察、色素内镜观察、NBI等图像增强观察、放大观察等丰富清晰的内镜图片,并与对应的病理组织图片加以对比。读者只要仔细观察各个内镜图片,并认真研读讲解内容,就能充分理解图像增强内镜的诊断逻辑,掌握图像增强内镜诊断的理论,并能在日常诊疗工作中发挥作用。

图书在版编目(CIP)数据

图像增强内镜的诊断逻辑/(日)斎藤 丰,(日)炭山和毅主编;蔡毅东,赵蔚青,张勇主译. —郑州:河南科学技术出版社,2020.10(2022.1重印)
ISBN 978-7-5349-9800-3

Ⅰ.①图… Ⅱ.①斎… ②炭… ③蔡… ④赵… ⑤张… Ⅲ.①消化系统疾病-内窥镜检-诊断学 Ⅳ.①R570.4

中国版本图书馆 CIP 数据核字(2019)第 287581 号

「画像強調内視鏡の診断ロジック」田尻久雄/監,斎藤 豊,炭山和毅/編
Copyright © 2016 by YODOSHA,CO.,LTD.
All rights reserved.
Original Japanese edition published in 2016 by YODOSHA,CO.,LTD.
著作权合同登记号:豫著许可备字-2019-A-0169

出版发行:河南科学技术出版社
北京名医世纪文化传媒有限公司
地址:北京市丰台区万丰路 316 号万开基地 B 座 1-115   邮编:100161
电话:010-63863186   010-63863168
图书策划:张建国
责任编辑:曲秋莲
责任审读:周晓洲
责任校对:龚利霞
封面设计:张建国
版式设计:崔刚工作室
责任印制:程晋荣
印 刷:河南瑞之光印刷股份有限公司
经 销:全国新华书店、医学书店、网店
开 本:787 mm×1092 mm 1/16   印张:18 字数:358 千字
版 次:2020 年 10 月第 1 版   2022 年 1 月第 2 次印刷
定 价:218.00 元

如发现印、装质量问题,影响阅读,请与出版社联系并调换

审译者名单

主　　审　李　锐　于　光　刘国伟

主　　译　蔡毅东　赵蔚青　张　勇

副主译　李　巍　杨　卓　陈　磊

专业审译　(排名不分先后)

李　锐(苏州大学附属第一医院)

于　光(北京于光内镜医生集团)

刘国伟(常州银杏内镜医生集团)

蔡毅东(中国中医科学院西苑医院)

张　勇(西安交大附属第一医院)

李　巍(首都医科大学附属北京友谊医院)

杨　卓(中国人民解放军北部战区总医院)

陈　磊(陆军军医大学第一附属医院)

杜囚鹏(北京第一中西医结合医院)

李晓丽(陕西省子长市人民医院)

吴梓雷(建三江农垦中心医院)

胡　晓　肖　迅(四川省人民医院)

庄　坤　张　欣　韩　坤(西安市中心医院)

卢　王(空军军医大学附属唐都医院)

高　峰(中国人民解放军北部战区总医院)

赵洪礼(山东第一医科大学附属消化病医院)

郑浩轩(南方医科大学附属南方医院)

王　烨(天津市第一中心医院)

张　黎(上海松江区中心医院)

张　晖(广州番禺何贤纪念医院)

熊　英(保定市第一中心医院)

张　欣(保定市第二中心医院)

于　恒（哈尔滨市第一医院）

艾　江　陈爱东（牡丹江医学院附属红旗医院）

樊超强　彭　学（陆军军医大学附属新桥医院）

奚维东（成都市第三人民医院）

黄立江　王宏伟（浙江省象山县第一人民医院）

马　骋（中航工业集团西安医院）

陈福敏（南充市中心医院）

刘时助　孙　震（吉林市人民医院）

文字翻译（排名不分先后）

赵蔚青　张　敏　滑玉娇　刘飞萍　刘宇静　吕萌蕾

买梦琳　云子帅　徐子航　杜丽娜（西安交通大学日语系）

王　威　郝又村　张金娜　姬莉莉（西安上善福缘健康管理）

執筆者一覧

❖ 監修

田尻　久雄　日本消化器内視鏡学会理事長/東京慈恵会医科大学 先進内視鏡治療研究講座

❖ 編集

斎藤　　豊　国立がん研究センター中央病院 内視鏡科
炭山　和毅　東京慈恵会医科大学 内視鏡科

❖ 執筆者（掲載順）

田尻　久雄　日本消化器内視鏡学会理事長/
　　　　　　東京慈恵会医科大学 先進内視鏡治療研究
　　　　　　講座

斎藤　　豊　国立がん研究センター中央病院 内視鏡科

炭山　和毅　東京慈恵会医科大学 内視鏡科

郷田　憲一　東京慈恵会医科大学 内視鏡科

土橋　　昭　東京慈恵会医科大学 内視鏡科

土山　寿志　石川県立中央病院 消化器内科

廣岡　信一　東京慈恵会医科大学附属病院 病理部

古橋　広人　東京慈恵会医科大学 内視鏡科

原　　裕子　東京慈恵会医科大学 内視鏡科

吉永　繁高　国立がん研究センター中央病院 内視鏡科

田中　優作　国立がん研究センター中央病院 内視鏡科

関根　茂樹　国立がん研究センター中央病院 病理科

桑原　洋紀　国立がん研究センター中央病院 内視鏡科

野中　　哲　国立がん研究センター中央病院 内視鏡科

小田　一郎　国立がん研究センター中央病院 内視鏡科

阿部清一郎　国立がん研究センター中央病院 内視鏡科

小林　雅邦　東京慈恵会医科大学 内視鏡科

堀内　英華　東京慈恵会医科大学 内視鏡科

樺　　俊介　東京慈恵会医科大学 内視鏡科

松井　寛昌　東京慈恵会医科大学 内視鏡科

川原　洋輔　東京慈恵会医科大学葛飾医療センター
　　　　　　内視鏡部

加藤　正之　東京慈恵会医科大学葛飾医療センター
　　　　　　内視鏡部

岸田　圭弘　静岡県立静岡がんセンター 内視鏡科

滝沢　耕平　静岡県立静岡がんセンター 内視鏡科

村井　克行　静岡県立静岡がんセンター 内視鏡科

阿部　孝広　東京慈恵会医科大学葛飾医療センター
　　　　　　内視鏡部

玉井　尚人　東京慈恵会医科大学 内視鏡科

山田　真善　国立がん研究センター中央病院 内視鏡科

猪又　寛子　東京慈恵会医科大学 内視鏡科

関口　雅則　伊勢崎市民病院 内科

紺田　健一　昭和大学病院 消化器内科

坂本　　琢　国立がん研究センター中央病院 内視鏡科

中尾　　裕　東京慈恵会医科大学 消化器・肝臓内科

高丸　博之　国立がん研究センター中央病院 内視鏡科

居軒　和也　国立がん研究センター中央病院 内視鏡科

井出　大資　東京慈恵会医科大学 消化器・肝臓内科

蓑田　洋介　国立がん研究センター中央病院 内視鏡科

松田　尚久　国立がん研究センター中央病院 検診セン
　　　　　　ター/内視鏡科

小林　俊介　国立がん研究センター中央病院 内視鏡科

中島　　健　国立がん研究センター中央病院 内視鏡科

関口　正宇　国立がん研究センター中央病院 内視鏡科

中文序一

长期以来,在我国所有的恶性肿瘤中,消化道肿瘤的发病率和死亡率均排在前三位。由于消化内镜的出现,消化道肿瘤是完全可以被早期发现、早期诊断、早期治疗的。随着消化内镜设备和技术的不断完善,我们可以把观察视野深入到消化道内的每个角落,探查并发现早期癌、微小癌及癌前病变。所以,我们提出"发现一例早癌,挽救一条生命,拯救一个家庭",消化道肿瘤的早诊早治工作刻不容缓,意义重大。

在消化道早癌早诊早治方面,日本的诊疗经验较为丰富,走在了世界的前列。近20年来,我国的早癌防治工作也有了突飞猛进的蓬勃发展,但是不得不承认,我们与日本之间的诊疗水平依然存在一定的差距,所以我们还需要不断地向其学习,与其交流和探讨,以提高我们的早癌认知水平和内镜诊疗理念,从而推动早癌事业的进步。发现消化道早癌是肿瘤早诊早治的第一步,而早癌诊治工作中最重要的一个环节就是具有发现早癌的意识和认识早癌基本特征的能力。随着消化内镜IEE技术的出现,我们有了更多的手段和方法来发现早癌、诊断早癌、治疗早癌。但是,如何做好规范化的内镜检查,以及如何发现、诊断、鉴别病变及诊断逻辑,一直是广大消化内镜医师面临的问题。尽管我们不断在各种会议上邀请国内外专家演示与交流,但提高内镜医师整体的规范化操作和诊疗流程,仍然需要我们长期的共同努力。书籍是人类进步的阶梯,如果能让国内同仁在工作之余多看优秀的日本内镜书籍,将会起到事半功倍的效果。

恰逢此时,李锐、于光、刘国伟、蔡毅东等审译的《图像增强内镜的诊断逻辑》即将出版。本书主要针对致力于消化道早癌工作的医务人员,像手把手一样进行讲解和指导,让他们快速入门并掌握消化道早癌的理念和鉴别方法,理解内镜与病理相结合的理论体系,拥有清晰的诊断逻辑思维,在早癌诊疗的实践操作中,实现知识体系的完善以及消化内镜诊疗技术的综合提高,最终达到我们的目标:发现一例早癌,挽救一条生命,拯救一个家庭!

中国工程院院士　李兆申

中文序二

近半个世纪以来,消化内镜在我国得到了广泛的普及与巨大的发展。随着以NBI和色素内镜等为代表的图像增强内镜(IEE)技术在国内的广泛应用,内镜医生对消化道病变的识别与诊断能力得到了明显提升。但与部分国家,尤其日本等早癌筛查体系比较完备的国家相比,我们仍存在一定差距,主要表现在临床内镜诊断标准不统一、内镜术语与分型混乱、早癌的识别与诊断缺乏统一认知、镜下治疗缺乏程序化的步骤或流程等,使得我国消化道肿瘤的早诊早治之路仍然任重而道远。

蔡毅东博士多年来致力于消化内镜标准化与命名的推广。结合国内现状,通过精心筛选,现译作出版《图像增强内镜的诊断逻辑》(日)一书。他山之石,可以攻玉,一直以来,日本学者的内镜专著及其译作,是我国内镜工作者最主要的学习和参考工具。本书以图解形式强调IEE下消化道早癌的特征性表现,系统阐述了食管、胃和大肠IEE技术的观察方法、观察要点、诊断要领与诊断逻辑等内容,并对当下通用的内镜术语与分型进行了解读与梳理,是日本业内针对内镜医生能力提升量身定制的一本入门级专著,对于内镜操作、诊断、报告的规范化,尤其是早癌的识别与浸润深度的判断,以及治疗方案的选择等,具有很强的指导性和实用性。

蔡毅东博士及其团队在翻译过程中反复推敲,字斟句酌,力求精准表达原意。相信本书的出版必将有利于提高我国内镜医生的图像增强内镜诊断水平,有助于提升我国消化道早癌的早诊早治能力,更好地造福于广大早癌患者及其家庭。

张澍田教授

首都医科大学附属北京友谊医院执行院长
国家消化系统疾病临床医学研究中心主任
中国医师协会消化医师分会会长

中文序三

消化内镜检查是实现消化道恶性肿瘤早诊早治的有效手段之一。随着内镜设备与技术的不断更新与完善，图像增强内镜（IEE）、色素内镜和放大内镜技术等在临床的应用使内镜医生对消化道病变的识别与诊断能力得到了明显提升。但事实上，我国消化道早癌的发现率仍处于较低水平。这主要体现在 IEE 技术并未得到规范化普及；内镜医生对于消化道早癌的判断缺乏理论上的理解与依据，甚至出现"视而不见"的情况；内镜术语与镜下分型混乱，临床报告描述与诊断不一；早癌的识别、浸润深度的判断、镜下治疗缺乏共识的流程等，尤其在基层内镜医生群体中，IEE 知识的普及显得尤为缺乏。

我们有必要向国际同行学习与借鉴先进的内镜诊疗理念和做法以提升自身。在这样的背景下，蔡毅东博士精选并翻译了《图像增强内镜的诊断逻辑》（日）一书。本书由日本知名内镜学者主编，以图解方式阐述了白光内镜、色素内镜及 NBI 等 IEE 技术，以及放大内镜下消化道早癌的征象，配合相应的病理图像，系统阐述了对食管、胃和大肠病变的诊查，尤其是 IEE 下早期肿瘤的观察方法、要点、诊断要领与逻辑，以及浸润深度的判断与治疗策略的选择等内容，并对目前通用的内镜术语与镜下分型进行了解读与梳理，在日本业内获得广泛的认可，尤其对于年轻内镜医生的理论梳理与提高，被誉为入门级的教科书。

开卷有益，相信内镜医师和读者朋友们通过对本书所提供的内镜图像与解读的学习再结合临床内镜检查实践，能更充分地理解和吸收 IEE 的诊断理论及其对消化道早癌诊断的逻辑理念，形成规范化的临床思路并应用于实践。本书的出版必将有利于普及 IEE 技术的应用，提升我国内镜医生的整体诊治水平，提高我国消化道早癌的诊治水平。

姜　泊教授

清华大学附属北京清华长庚医院内科部部长、消化中心主任

南方医科大学南方医院消化病研究所名誉所长

监 修 序

  斎藤　豊先生与炭山和毅先生策划主编的《图像增强内镜的诊断逻辑》付梓出版了。本人能够作为监修参加本书的出版发行，感到由衷的欣慰。

  本书是一本图像增强内镜诊断的入门书，特点在于着重描述内镜观察时的着眼点、诊断的逻辑与过程，特别适合初学者。执笔者基本来自国立癌症研究中心中央医院和东京慈惠会医科大学这两家机构，使用的术语和设备也基本相同，具有连贯性。

  本书由以下几个部分构成：首先，绪论中介绍了图像增强内镜在不同脏器的使用方法，梳理了各种术语和分类，并做了详细解说；接着，分为食管、胃、大肠三个部分，分别按"图像增强内镜的观察方法""肿瘤与非肿瘤的鉴别及浸润深度诊断（或病变范围诊断）""治疗适应证的诊断逻辑与过程""检查报告的写法"的顺序，展开了深入浅出的论述。每个部分，都精选了代表性的病例，逐一展示普通白光观察、色素内镜观察、NBI 等图像增强观察、放大观察等丰富清晰的内镜图片，并与对应的病理组织图片加以对比。尤其难能可贵的是，像高级医师（内镜指导医师）现场实际指导进修医师与实习医生那样，详细讲解了每个病例的诊断要领，包括观察时的注意事项与要点等。我相信，读者只要能够仔细观察各个内镜图片，并认真研读讲解内容，就能充分理解图像增强内镜的诊断逻辑。在此基础上，再与平时所见的病例加以对比研究，就能掌握图像增强内镜诊断的技巧，并能在日常诊疗工作中发挥作用。

  最后，对百忙之中参与执笔的各位医师表示衷心的感谢。同时，感谢羊土出版社编辑部的中田志保子女士和铃木美奈子女士为本书出版付出的努力。

日本消化器内視鏡学会　理事長

東京慈惠会医科大学先進内視鏡治療研究講座　教授

田尻久雄

2016 年 10 月

主 编 序

虽然目前多种多样的图像增强内镜被开发出来，并成为诊断时不可或缺的工具，但同时，年轻医师们也抱有许多疑问和困惑。比如，像下面这些。

"根本调不出清晰的视野，对焦过程中就出了血，不得不撤出内镜。"

"虽然有图谱，但是也只能按图索骥，对诊断没有信心。"

"应该按照什么步骤判断才好，希望能有个流程图来明示诊断程序。"

"重点该看哪些所见，希望请教专家的看法和着眼点是什么。"

"术语和分型信息如此之多，让人摸不着头脑。希望有人能给梳理清楚。"

基于此，我们策划了这本重视"诊断逻辑"的图像增强内镜的入门书。从策划阶段开始，我们就请国立癌症研究中心和东京慈惠会医科大学的实习医生和研修医师加入，作为观察者，倾听医疗第一线的声音，为初学者编撰一本适合他们的书。

因此，我们将以"见所未见"为理念，突出以下三个特点，倾囊传授图像增强内镜的诊断逻辑。

1. 章节聚焦于食管、胃、大肠三大器官。

2. 既可作为图谱使用，又将重点放在观察时的着眼点、诊断逻辑和诊断过程上。

3. 厘清初学者容易混淆的术语、分型，在本书的开头部分给予详细的解说。

斋藤　豊，炭山和毅

2016 年 10 月

见所未见！
图像增强内镜的
诊断逻辑

目 录

第 2 章　胃的 IEE 观察

一、重点在这里！胃的观察方法

二、肿瘤与非肿瘤的鉴别及病变范围诊断

第3章 大肠的IEE 观察

一、重点在这里! 观察方法

二、肿瘤与非肿瘤的鉴别诊断

三、浸润深度诊断

绪　论

IEE 在不同脏器的使用方法及分型

一、什么是图像增强内镜（IEE）

炭山和毅

> **要　点**
>
> ①脏器和疾病不同，内镜的设置和观察判断方法也不同。
> ②为了选择合适的图像增强内镜技术，必须先要理解各技术的特征。
> ③图像增强内镜不能取代普通白光观察，其目的是有效地采用各技术所特有的表现信息。

▌ 1. 内镜观察技术的分类

丹羽·田尻于 2008 年，将之前开发的内镜观察技术按目的、功能进行整理，提出了新的分类。在此分类中，内镜观察法可分为 5 个大类：①**普通白光内镜**（conventional endoscopy，white light endoscopy，图 1A）；②**图像增强内镜**（image-enhanced endoscopy，IEE）；③**放大内镜**（magnified endoscopy）；④**显微内镜**（microscopic endoscopy）；⑤**断层成像内镜**（tomographic endoscopy）。又将 IEE 进一步分类为**色素法、电子染色法**和**光电子染色法**。

▌ 2. 色素法

具有代表性的方法有对比法、染色法、反应法、荧光法等。可广泛用于所有器官进行局部喷洒的靛胭脂染色，属于对比法。

对比法不是对组织本身进行染色，而是根据色素沉积在黏膜上皮的凹陷和沟槽中，或利用色素无法附着在隆起表面的特性，通过颜色深浅不同显示表面结构的凹凸状态（图 1B、C）。而大肠 pit pattern 观察中广泛应用的结晶紫（图 1D）、亚甲蓝和甲苯胺蓝等**染色法**，则是让色素直接进入组织内部。反应法中有食管的卢戈碘染色法（简称碘染）。通常，在食管内喷洒碘后，鳞状上皮内含有的糖原会与碘发生反应，变成红褐色，但在糖原颗粒较少的鳞癌区域则不会发生反应，呈现不染或淡染区域，由此可以较容易发现病变。

▌ 3. 电子染色法

电子染色法包括 FICE（flexible spectral imaging color enhancement），i-scan，适应性结构强化处理，IHb 色彩强调处理等。电子染色法没有改变光源性质，而是对内镜图像信息进行数字化处理，并将血管、黏膜结构轮廓等重点部分，通过计算机的图像处理技术进行加工（后期处理），使其更加容易辨认。

各个系统使用的图像处理方法不同，例如，通过运算来处理颜色的深浅时，颜色深的用更深的颜色来表示，颜色浅的用更浅的颜色表示。这对于有颜色变化的病变来说，其辨识度与肉眼观察相比,有飞跃性的提升。

⚑ 4. 光电子染色法

NBI(narrow band imaging)和 AFI(auto-fluorecent imaging)属于光电子染色法。光电子染色法,是指通过滤光器转换内镜光源的光学特性,或在使用激光或红外光等与白色光特性不同光源的基础上,运用与电子染色法相同的色彩变换或结构强调等特殊图像处理技术的总称(前期处理)。

(1)NBI(窄带成像技术)

NBI 是通过滤光器使照射光窄带成像在 415 nm 和 540 nm 波长上的技术,上述波长是血红蛋白吸收特性的峰值,因此能够**增强**黏膜或黏膜下层的**血管信息**,以及**黏膜结构**(图 1E)。特别是,通过 NBI 联合放大内镜,能够将普通白光下难以观察到的微细结构呈现出来。在以下诊断中,能大大提高诊断精度:在头颈部及食管诊断方面,不仅能够发现鳞状细胞癌,还能通过上皮乳头内血管袢(intra-epithelial papillary capillary loop,IPCL)的形态、分布,判断病变的范围和浸润深度;在胃的诊断方面,能够鉴别癌与非癌,诊断病变范围;在大肠诊断方面,可用于肿瘤、非肿瘤的鉴别,并诊断病变的浸润深度。

NBI 安装在最常用的奥林巴斯公司内镜系统中,积累了大量临床案例,成为 IEE 内镜诊断学新发展的基础。另外,由 LUCERA 系统升级到 ELITE 系统后,视野变得明亮,远距离观察更加容易,我们期待 NBI 能够进一步提高对病变的检测能力。

(2)AFI

AFI 是波长为 390～470 nm 的蓝光照射到生物组织后,将组织产生的自体荧光视觉化技术。在奥林巴斯公司的 AFI 系统中,除蓝光外,还使用了容易被血红蛋白吸收的 540～560 nm 波长(绿色)的光,将反射光中得到的图像和荧光图像合成并显示出来。自体荧光的主要发生源是**黏膜下层的胶原蛋白**,在奥林巴斯的 AFI 系统中,通过色彩转换,**正常黏膜呈现绿色。肿瘤部位**等由于胶原蛋白减少、黏膜增厚、血红蛋白量增加,因此自体荧光表现减弱的部位呈**洋红色**。

因为有颜色变化,可以很容易地发现病变,因此对病变的筛查和边界不清的平坦型病变进行范围诊断很有效。特别是**大肠的侧向发育型肿瘤(LST)**,在多数情况下辨识度会有所提高(图 1F)。但与普通白光观察相比,分辨率较差。

(3)BLI,LCI

BLI 系统(富士胶片公司)使用了 2 种激光,一种采用了通过荧光体的普通光,另一种采用了可强调血管波长在 440～460 nm 窄带光谱的激发光源。基本上能够达到与 NBI 同样的效果,但它还同时具有另一个特点,即可以选择 BLI bright 模式,目的是提高筛查效果,可将普通光的发光强度增强,获得更为明亮的图像。另外,与以往的光源相比,激光光源具有**节能、寿命长**的优点。此外,在**色彩强调功能 LCI**(linked color imaging)中,对白色光和窄带波长光的组合加以调整,并进行色彩转换,可以使黏膜附近的细微色差更易于识别。具体来说,就是使发红黏膜呈现更红,发白黏膜呈现更白,这对萎缩性胃炎的诊断十分有效。

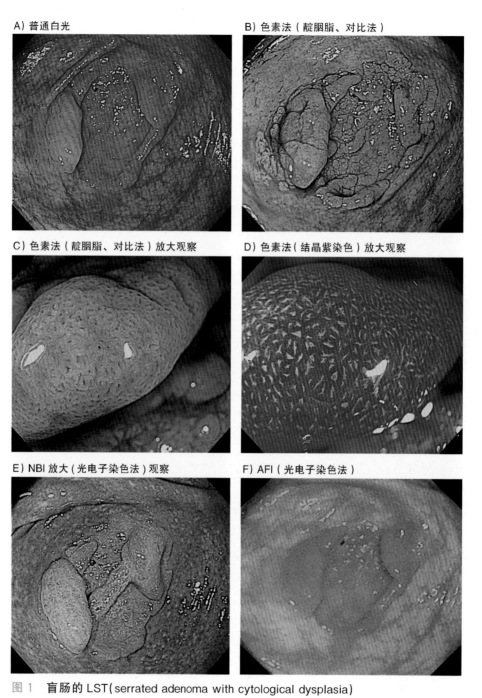

A）普通白光

B）色素法（靛胭脂、对比法）

C）色素法（靛胭脂、对比法）放大观察

D）色素法（结晶紫染色）放大观察

E）NBI 放大（光电子染色法）观察

F）AFI（光电子染色法）

图 1 盲肠的 LST（serrated adenoma with cytological dysplasia）

二、各脏器中的使用方法
(一)食管的相关术语及分型

郷田宪一，土桥　昭，炭山和毅

要　点

① IEE 观察中，浅表性食管鳞癌大多表现为茶褐色区域，这对于发现病变十分有效。

② 放大 IEE 观察对发现病变后的鉴别诊断（癌、非癌），以及判断为癌情况下的浸润深度诊断有效。

③ 通过整合、简化原有的放大内镜分型（井上、有马分型），制定出了食管学会 AB 分型。

④ AB 分型中，判别 Type B1/B2 血管的重点在于"袢状结构"，判别 Type B2/B3 血管的重点在于"口径、颜色"。

▌前言

　　食管中最常用的 IEE 有 3 种：①**色素法（碘染）**；②**电子染色法（FICE/BLI，iSCAN OE）**；③**光电子染色法（NBI）**。碘染的作用十分明显，但由于较强的局部刺激性和过敏性，在临床实践中难以广泛使用。为克服碘染存在的问题，目前开发出一种能够简便、准确检测出**浅表性食管鳞癌**（superficial esophageal squamous cell carcinoma，SESCC）的新型诊断工具——光电子染色内镜及电子染色内镜 IEE，并应用于临床实践。

　　其中，NBI 是基于临床研究的病例积累并在实际临床中最为普及的 IEE 技术。本章主要围绕 NBI，论述 IEE 应用于诊断 SESCC 时的方法，并对术语和分型加以解说。另外，本章引用的临床病例全部是 2015 年 10 月《食管癌处理规范》（第 11 版）发布之前的，因此内容的表述**遵循原有规范（第 10 版）**，望读者见谅。

▌1. NBI/NBI 放大诊断

　　在普通白光和 NBI 的随机比较中，NBI（先行）组对 SESCC（包括重度异型增生）的灵敏度（55.2％ vs 97.2％）及正诊率（56.5％ vs 88.9％）都明显高于普通白光（先行）组[1]，结果显示，在对 SESCC 的检查中 NBI 可作为首选方法（观察光）。

　　在我们的医疗机构中，对于有**高危因素（过度吸烟、饮酒、喝酒脸红）**，以及有头颈部/食管 SCC 病史的患者，进行咽喉至食管观察时，只采取 NBI 观察法。但在观察胃食管结合部时，会**切换为普通白光**，注意有无反流性食管炎、Barrett 食管/腺癌、胃食管结合部癌，仔细进行观察。

　　(1)NBI

　　根据以往的病例统计，即使 NBI 下不放大，对于检出 SESCC 也是有效的，80％～90％的 SESCC 表现出茶褐色区域（brownish area）（表 1①）。我们对 25 名内镜医生所做的图像评估研究显示，NBI 与普通白光相比，图像表现明显更清晰，并与碘染图像对比无明显差异，这表明在 SESCC 检测中，NBI 可与碘染达到同样的诊断效果。

表 1　术语解释

①brownish area	• "brownish area"是指 NBI 观察中呈现的茶褐色区域 • 武藤等的原创论文中,将其表述为"well-demarcated brownish area",而一般称之为"brownish area"。它是在 SESCC 中高频率出现的观察结果,可见扩张的 IPCL 增生和血管间背景黏膜颜色中的任意一个,或两者都可见时,即呈现出"brownish area"。"brownish area"也用于对咽喉的浅表癌进行 NBI 诊断 • 目前也用于 NBI 以外的 IEE 诊断中
②LGIN,HGIN	• 旧版处理规范(第 10 版)中,将肿瘤细胞停留在上皮内基底侧 1/2 以内的情况称为低级别上皮内瘤变(low-grade intraepithelial neoplasia,LGIN),将肿瘤细胞超出上皮内基底侧的 1/2,向表层增生的情况称为高级别上皮内瘤变(high-grade intraepithelial neoplasia,HGIN) • 在新版食管癌处理规范(第 11 版)中,不再区别 low-grade 和 high-grade,将局限于上皮内的肿瘤病变除外鳞癌的,全部定义为上皮内瘤变(intraepithelial neoplasia)
③AVA	• AVA 是指被 Type B 血管包围的无血管区域,或者血管稀疏区域 • 根据其大小分为 AVA-small(不到 0.5 mm)/AVA-middle(0.5 mm 以上 3 mm 以下)/AVA-large(3 mm 以上)3 个阶段。各阶段与推测浸润深度 EP/LPM,MM/SM1,SM2 相对应。但是,仅由 B1 血管构成的 AVA,不管大小如何,其浸润深度都相当于 EP/LPM(不同于有马分型)
④袢状血管	• 具体来说是指"回到与起点相同方向"的血管,其口径为 20 μm 左右
⑤Type R 血管	• Type R 血管是指不规则的细微网状血管 • 在有浸润性生长(INFc)的鳞癌或特殊癌(基底细胞癌、腺鳞癌、内分泌细胞癌等)中可见
⑥血管间背景黏膜颜色	• 血管间背景黏膜颜色是指构成 Brownish area 的血管和血管之间的颜色(褐色) • 主要作为指示 HGIN(高级别上皮内瘤变)·浅表性食管鳞癌的观察结果,但在炎症性病变中也可见

　　采用 NBI 检出平坦型 SESCC 的要点是,**注气量稍微少一些**,SESCC 部位则呈现出辨识度较高的"深"茶褐色区域。通过减少空气量来减弱食管壁的伸展性,可使 SESCC 部位异型血管间的距离缩小,相对血管密度增高(单位面积的血红蛋白浓度上升)。推测认为,由于 NBI 由容易被血红蛋白吸收的窄带光构成,因此单位面积 NBI 的吸收度增加,SESCC 部位就会变成更深的茶褐色区域(BA)。

(2)NBI 放大

　　如前所述,NBI 下观察到 BA 在 SESCC 中频繁出现,它与碘染一样,对 SESCC 的检出很有效。虽然 BA 对 SESCC 的特异性比碘染不着色还要高,但是在呈 BA 的病变中,与 SESCC 不同,还存在炎症和低级别上皮内瘤变(LGIN)(表 1②)等情况。此外,**仅靠 BA 无法预测病变的浸润深度**。像其他消化道癌一样,SESCC 的食管壁浸润深度与淋巴结转移率相关,因此术前准确判断浸润深度对选择治疗方案十分重要。关于放大内镜诊断的分型,将在下面详细论述。

2. 放大内镜诊断分型

关于放大内镜诊断的分型,已提出**有井上分型和有马分型**2 种分型。相关文献指出,这两种分型在 SESCC 的定性(鉴别诊断)、定量(浸润深度)诊断中,都具有较高的临床有效性[2,3]。最近,结合这两个分型,日本食管学会通过对临床案例分析汇总,将两种分型进行简化,**总结出新版放大内镜分型**(以下称为 AB 分型[4],见图 1)。

(1)井上分型(图 2)[1,2]

IPCL TypeⅠ~Ⅴ与定性诊断相对应,TypeⅠ为正常黏膜,TypeⅡ为炎性改变,TypeⅢ为炎症和低级别上皮内瘤变(LGIN),TypeⅣ为高级别上皮内瘤变(HGIN)(表 1②),一般认为,TypeⅤ与 HGIN 和 SESCC 相对应。

TypeⅤ又分为 5 类,以"扩张、蛇行、粗细不均、形状不一"4 个特征来定义 TypeⅤ-1。TypeⅤ-1 为 M1(EP)癌,TypeⅤ-2 为 M2(LPM)癌。TypeⅤ-3 为 M3(MM)癌及 SM1 以深的**浸润癌**,并有报告指出,TypeⅤ_N 在 SM2 以深的浸润癌中频繁出现(图 2)。

此外,最近的报告还指出,通过把Ⅴ-3 再分为两个亚型(Ⅴ-3A、Ⅴ-3B),其诊断精度会得到进一步提高。Ⅴ-3A 显示癌为水平生长,浸润较浅,多为 LPM~SM1,Ⅴ-3B 显示明显向深部进展,浸润较深,MM~SM2 以深的情况较多(图 2)。

(2)有马分型(图 3)[3,5]

有马分型将**鳞状上皮表层的微血管**分为 Type 1-4 共四个类型。另外,根据由 Type 4 血管包围的无血管区域(AVA)(表 1③)和 SSIV(周围区域有不规则血管)的大小(S、M、L),对 Type 4 又进行了下位分类,作为 LPM(M2)以深的癌壁浸润深度诊断相对应分型。Type1

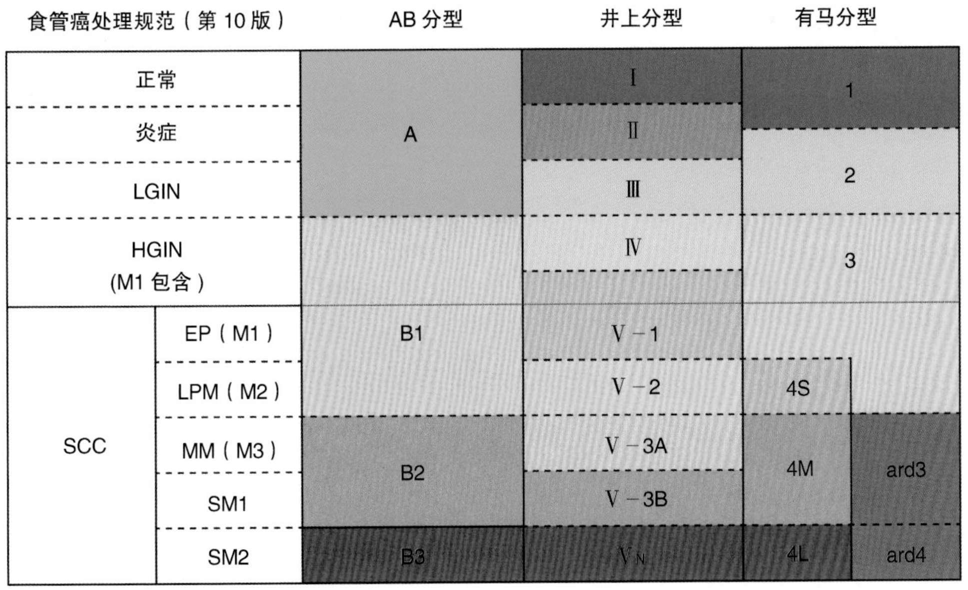

食管癌处理规范(第 10 版)		AB 分型	井上分型	有马分型	
正常		A	Ⅰ	1	
炎症			Ⅱ	2	
LGIN			Ⅲ		
HGIN (M1 包含)			Ⅳ	3	
SCC	EP(M1)	B1	Ⅴ-1		
	LPM(M2)		Ⅴ-2	4S	
	MM(M3)	B2	Ⅴ-3A	4M	ard3
	SM1		Ⅴ-3B		
	SM2	B3	Ⅴ_N	4L	ard4

图 1　各种分型的比较

7

多为正常上皮或伴有轻度炎性改变的上皮。Type 2 则除了**炎性改变**之外，还存在于 LIN(LGIN) 中，也发现少量存在于 HIN(HGIN) 中。Type 3 在 EP/LPM 癌中多见，与 Type 4 一样，属于内镜下治疗适应证。**Type 4S 为 LPM 癌**，Type 4M 为 MM 癌、SM1 癌，Type 4L 则多见于 SM2 以深的浸润癌中。Type 4R 在低分化癌和 INFc 浸润癌中频繁出现。各类型具体形态学特征见图 3。

IPCL分型	定性诊断	插图		治疗适应证
Type I	正常黏膜	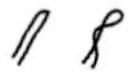		—
Type II	炎性改变	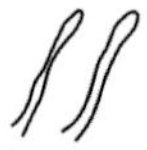		—
Type III	炎症或LGIN	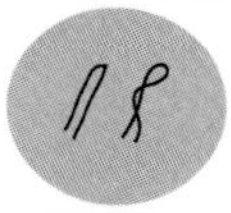	区域(局面)的形成	—
Type IV	HGIN	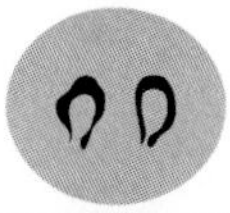		以EMR/ESD为主的局部治疗
Type V-1	T1a-EP(M1)	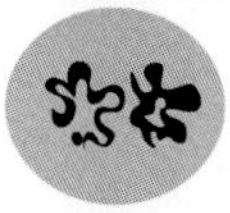 （扩张，蛇行，口径不同，形状不同）		EMR/ESD的绝对适应证
Type V-2	T1a-LPM(M2)	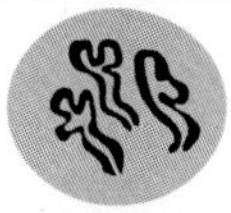 (type V-1的IPCL的延伸)		EMR/ESD的绝对适应证
Type V-3A	T1a-MM(M3)，SM1以深	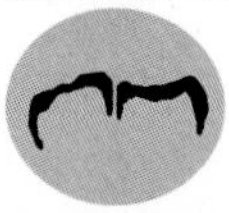 (IPCL的高度破坏)		EMR/ESD的扩大适应证
Type V-3B		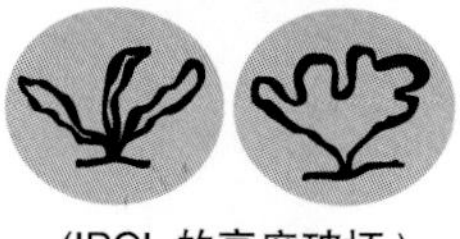 (IPCL的高度破坏)		EMR/ESD的扩大适应证
Type VN	SM2以深	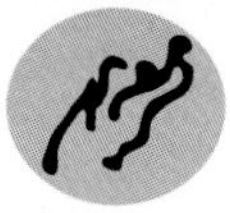 (new tumer vessel的出现)		以外科手术为主的综合治疗

图 2　井上分型 (IPCL 分型)
区域指的是在 NBI 下可见的茶褐色区域。在碘染下呈不染区域
根据文献 1 整理

分型		特征	浸润深度		
Type 1	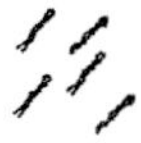	细直线状	normal LIN(LGIN)		
Type 2	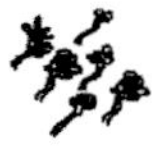	血管的延长及血管径扩张 排列保持规则状态	inflammation LIN(LGIN),HIN(HGIN)		
Type 3a	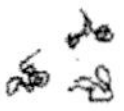	线头状	EP・LPM		
Type 3b	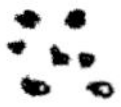	破损的红色圆形			
Type 3c	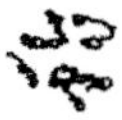	3b 的延长			
Type 3d	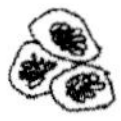	水母状			
Type 4ML		S ≤0.5 mm	LPM(deep)		
	A V A	M ≤3 mm	ard 3	SSIV 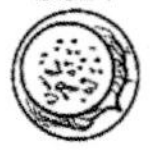	MM・SM1
Type 4IB	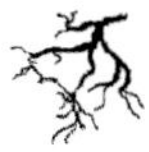	L >3 mm	ard 4 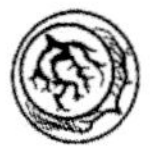		SM2・SM3
Type 4R	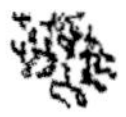	non-AVA	LPM ～ SM(por,INFc)		

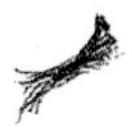

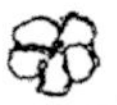

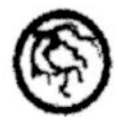

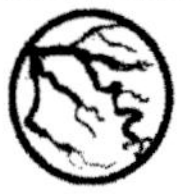

图 3　有马分型
根据文献 5 整理

(3)AB 分型

食管黏膜表层的微血管形态,首先分为 Type A(非癌)和 Type B(癌,包括 HGIN)两大类。进而,将 Type B 分为 3 小类,B1、B2、B3 分别对应病理组织学浸润深度 EP/LPM、MM/SM1、SM2 的血管观察结果。

Type A 定义为血管形态**没有变化或轻度变化**;Type B 定义为血管形态**高度变化(确认具有扩张、蛇行、粗细不均、形状不一所有 4 个特征的异型血管)**。B1 和 B2 血管主要看"袢状血管"结构的有无,B2 和 B3 血管主要通过"口径和颜色"来区别。**B1 血管**在形态学上呈"袢状"(表 1④),血管直径为 20 μm 左右。**B2 血管**是呈"非袢状"(未形成回袢)的异型血管。与 B1 血管相比,B2 血管具有口径增粗、明显延长、不规则弯曲、分叉等特征,有时同时具有多个特征。**B3 血管**是高度扩张的异型血管,口径为 B2 血管的 3 倍以上(60 μm 以上),多数情况呈现绿色(关于典型的血管图像,参照文献 4,**第 1 章二-(二)病例**)。

9

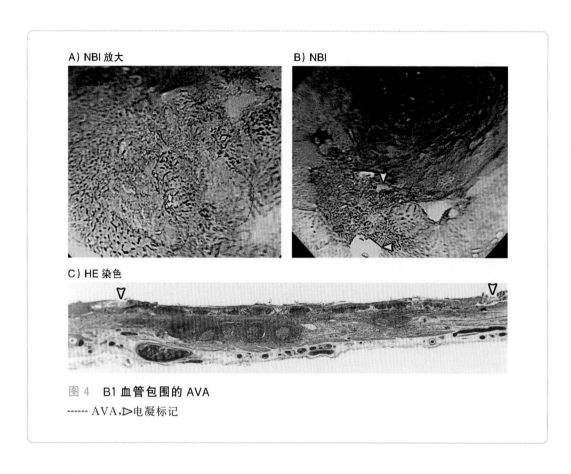

A) NBI 放大   B) NBI

C) HE 染色

图 4   B1 血管包围的 AVA

------ AVA，▷电凝标记

无血管区(AVA)是预测浸润深度时十分重要的辅助诊断指标。同时，作为定性诊断的辅助诊断指标，还设定了**网状结构(Type R)**（表1⑤）和**血管间背景黏膜颜色**（表1⑥）等指标。

Point   AB 分型中 AVA 的定义与有马分型有所不同。在有马分型中，AVA 指的是 4 型延长的血管所包围的无血管区。而在 AB 分型中，不管血管的种类如何（所有的 Type B 血管），只要是"无血管"或"血管稀疏"的区域就定义为 AVA。此外还应注意，仅由 B1 血管包围形成的 AVA，无论其大小如何，均推测其浸润深度为 EP/LPM。临床案例中发现，仅由 B1 血管包围的 AVA（图 4A ○）有 3mm 左右的大小(AVA-middle or large)，推测浸润深度为 MM～SM2。但是，实际的病理学浸润深度为 EP/LPM，伴有淋巴滤泡形成的重度炎性细胞浸润已达上皮层内，破坏了表层的微血管结构（图 4B、C）。

在日本食管学会分型编制委员会成员所在的医疗机构中，对 211 个 SESCC 病例，使用 AB 分型对术前浸润深度进行诊断，其正诊率良好，达到 90.5％。现在，多家医疗机构正在积极运用 AB 分型开展临床诊断。

▶ 结语

近来，AB 分型在学术会议上也被多次提及。分型经过整合、简化之后，即便经验较少的内镜医师也能容易理解。但是，在获得广泛好评的同时，也有学者指出，基于 B2 血管的病理学浸润深度 MM/SM1 的预测精度（阳性命中率）较低。在进一步积累临床数据、提高精度的基础上，修订 B2 血管的定义已成为今后的紧迫课题。根据更准确的浸润深度预测来决定最佳的治疗方案，希望本学会的 AB 分型能够有助于维持和提高患者的生活质量（QOL）。

参考文献

［1］ 井上晴洋，他：食道表在癌の深达度诊断 NBI 併用拡大内视镜. 胃と肠，46：664-675，2011

［2］ Inoue H：Magnification endoscopy in the esophagus and stomach. Dig Endosc，13（Suppl1）：S40-S41，2001

［3］ Arima M，et al：Evaluation of microvascular patterns of superficial esophageal cancers by magnifying endoscopy. Esophagus，2：191-197，2005

［4］ Oyama T，et al：Prediction of the invasion depth of superficial squamous cell carcinoma based on microvessel morphology：magnifying endoscopic classification of the Japan Esophageal Society. Esophagus，2016 http：//link. springer. com/article/10. 1007/s10388-016-0527-7

［5］ 有马美和子，他：食道小扁平上皮癌の拾い上げと鑑別诊断におけるFICE 併用拡大内视镜の有用性. 胃と肠，44：1675-1687，2009

二、各脏器中的使用方法
(二)胃的相关术语及分型
——放大内镜诊断早期胃癌的简易程序

土山寿志

> **要 点**
>
> ①日本消化道学会、日本消化器官内镜学会和日本胃癌学会联合确立了放大内镜诊断早期胃癌的简易程序(MESDA-G)(图 1)[1]。
> ②其目的在于确立国际统一的放大内镜分型及相关术语。
> ③采用证据水平高、国际通用性强、简单明了的 VS 分型[2,3]作为诊断标准。
> ④胃部使用的放大内镜主要为"窄带成像技术联合放大内镜(M-NBI)"。

▌前言

　　窄带成像技术联合放大内镜(M-NBI)在早期胃癌的诊断方面发挥着重要作用,但也存在着分型方法及相关术语不尽统一的问题。为统一国际上的放大内镜分型及相关术语,2016 年确立了放大内镜诊断早期胃癌的简易程序(Magnifying Endoscopy Simple Diagnostic Algorithm for Early Gastric Cancer,MESDA-G),下文将对此加以说明。

▌1. 放大内镜诊断早期胃癌的简易程序(MESDA-G)(图 1)

　　2016 年,日本消化道学会、日本消化器官内镜学会和日本胃癌学会联合确立了 MESDA-G——放大内镜诊断早期胃癌的简易程序。MESDA-G 基于临床案例[2~4],采用血管及表面结构分型系统(vessel plus surface classification system,VSCS)(简称 VS 分型系统)作为诊断标准,是一种高效的诊断程序。

　　MESDA-G 的概要如下。

　　①普通内镜(白光)观察下如发现可疑病变,则切换成 M-NBI 进行观察。首先观察病变部位与非病变部位之间是否存在明显的**边界(DL)**。

　　②若无 DL,则无需进行 VS 判断,即可诊断为非癌。

　　③若存在 DL,则需进一步进行**微血管形态**[V:microvascular (MV) pattern]**及微表面结构**[S:microsurface (MS) pattern]判断。

　　④若病变为**不规则微血管形态**(irregular MV pattern,IMVP)或**不规则微表面结构**(irregular MS pattern,IMSP)中任意一种,或是二者兼具,即可诊断为癌;如上述两种结构均未出现,则诊断为非癌。

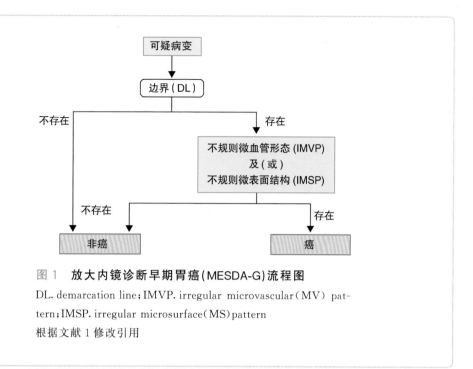

图 1　放大内镜诊断早期胃癌(MESDA-G)流程图

DL. demarcation line；IMVP. irregular microvascular(MV) pattern；IMSP. irregular microsurface(MS)pattern

根据文献 1 修改引用

memo
- 本简易程序中的癌，指病理组织学上维也纳分型的 Category 4 以上病变(包括重度异型增生)，非癌指的是维也纳分型的 Category 3 以下病变(包括轻度异型增生)。
- 使用本简易程序进行诊断，正诊率可达 97％，阳性命中率为 79％，阴性命中率为 99％[3,4]。

Pitfall
- 虽未明确规定观察时的放大倍率，但我们建议，基于 VSCS 的临床证据，使用能够达到的最大倍率进行观察判断。
- 对未分化癌的临床证据较为缺乏，特别是癌灶仅存在于黏膜下、表面显露的未分化癌，是 M-NBI 诊断的盲区，有必要了解这一点。

2. VS 分型基础

　　要想正确利用放大内镜诊断早期胃癌的简易程序，**首先要了解其核心——VS 分型系统**。VS 分型主要是**对病变的微血管形态、微表面结构及边界分别进行独立判断**。癌的诊断标准为同时符合以下①、②所述，或符合其中一条所述。

①微血管形态不规则且存在边界(有明显边界且微血管形态不规则)
②微表面结构不规则且存在边界(有明显边界且微表面结构不规则)

换言之,若判断存在①或②任意一种情况,或是二者兼具,即可诊断为癌;若上述两种情况均未出现,则诊断为非癌。

◤ 3. VS 分型的术语定义(图 2、3)

(1)V:微血管形态(MV pattern)。

①上皮下毛细血管:subepithelial capillary(SEC)。

②集合小静脉:collecting venule(CV)。

③微血管:microvessel(MV)。

胃炎及肿瘤病变易出现血管扩张、蛇行等情况,上述三项内容难以明确区分,因此通常将其统称为微血管形态。

(2)S:微表面结构(MS pattern)。

①隐窝边缘上皮:marginal crypt epithelium(MCE)。

上皮和隐窝的边缘称为隐窝边缘上皮,为白色半透明带状结构。在放大内镜诊断早期胃癌的简易程序中,"隐窝边缘上皮(MCE)"和"白色区域(white zone,WZ)"意义相同,指同一区域。

②隐窝开口:crypt opening(CO)。

隐窝的开口部称为隐窝开口。

③隐窝间部:intervening part(IP)。

隐窝与隐窝之间称为隐窝间部。

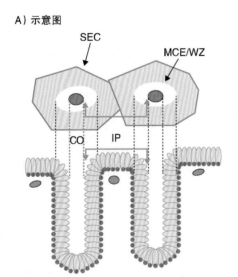
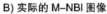
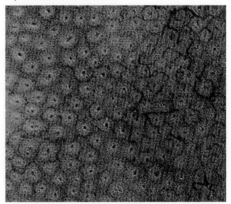

图 2　正常胃底腺黏膜的 M-NBI 图像

A)上半部分为 M-NBI 图像的示意图,下半部分为对应的横截面示意图。B)类圆形的隐窝开口(CO)显示为褐色,隐窝开口边缘的隐窝边缘上皮(MCE/WZ)显示为白色,隐窝间部的上皮下毛细血管(SEC)为多边形,呈焦褐色

SEC. subepithelial capillary(上皮下毛细血管);MCE. marginal crypt epithelium(隐窝边缘上皮);CO. crypt opening(隐窝开口);IP. intervening part(隐窝间部);WZ. white zone(白色区域)

④亮蓝嵴(LBC)(图 4)。

在上堂等[5]的研究报道中,将仅在 NBI 下对上皮边缘观察到的亮蓝色细线定义为"亮蓝嵴"。就病理学意义而言,亮蓝嵴是肠化上皮表面刷状缘(brush border)反光所致。

⑤**白色不透明物质**:white opaque substance(WOS)(图 5)。

八尾等[6]的研究报道指出,放大内镜观察下存在一种白色物质,**可导致无法观察到微血管形态**。白色不透明物质为表层上皮内汇集的脂肪小滴,常见于肠化、腺瘤及黏液表型为小肠型的胃癌。

4. 使用 VS 分型进行诊断

(1)边界(DL)判断(图 6)

判断是否存在(present/absent)边界(DL)。病变边缘处的**微血管形态及微表面结构发生显著急剧变化**,即判定为有边界。若变化较为平缓,则判定为无边界。

(2)微血管形态(V)判断(图 7)

判断微血管形态规则/不规则/缺失(regular/irregular/absent)。观察各个**微血管**及多个微血管组成的**形态(形状/分布/排列)**,若可见不规则形态,即可判定为微血管形态不规则(IMVP);若不可见,则判定为微血管形态规则(RMVP)。黏膜下微血管透见性低,无法辨别时,则判定为微血管形态缺失(AMVP),需进行微表面结构(S)分析。

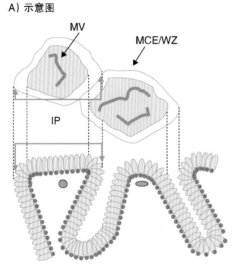
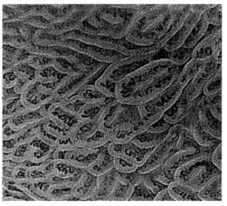

A)示意图   B)实际的 M-NBI 图像

图 3   慢性胃炎的幽门腺黏膜的 M-NBI 图像
A)上半部分为窄带成像技术联合放大内镜(M-NBI)图像的示意图,下半部分为对应的横截面的示意图。B)微血管(MV)呈深褐色线圈状,包围着微血管的隐窝边缘上皮(MCE/WZ)为多边形,呈白色。此外,无法观察到隐窝开口(CO)
MV. microvessel(微血管);MCE. marginal crypt epithelium(隐窝边缘上皮);CO. crypt opening(隐窝开口);IP. intervening part(隐窝间部);WZ. white zone(白色区域)

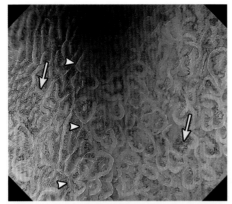

图 4　**亮蓝嵴(LBC)的 M-NBI 图像**
高分化癌及周围黏膜可观察到亮蓝嵴(仅以 ⊏▷ 标示典型处)。如图所示,规则的亮蓝嵴消失处通常是判断边界(▷所示)的一个重要指标。另外,此例即使在肿瘤内部,亮蓝嵴也呈阳性,可推断其是黏液表型为小肠型的胃癌。依据 VS 分型,判断其"血管形态及表面结构不规则且存在边界",诊断为癌

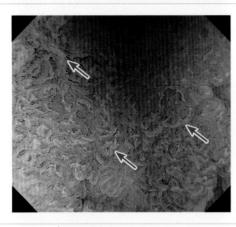

图 5　**WOS 的 M-NBI 图像**
高分化癌可观察到明显的白色不透明物质(仅以 ➡ 标示典型之处)。由于存在白色不透明物质,几乎无法观察到微血管形态。依据 VS 分型,判断该例"血管形态缺失,表面结构不规则且存在边界",诊断为癌。此外,图片拍摄部位为异型度高的病变部,因此未能显示肿瘤边界

A) 有边界的慢性胃炎　　　　　　　　　B) 无边界的慢性胃炎

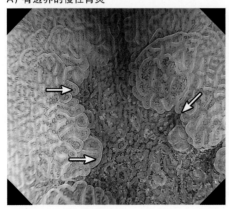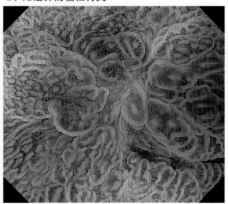

图 6　**边界(DL)的判断**
A)病变内外两侧的血管形态及表面结构发生急剧变化,判定为有边界。依据 VS 分型,判断该例"血管形态及表面结构规则,边界存在",诊断为非癌
B)血管形态及表面结构变化平缓,判定为无边界。依据 VS 分型,判断该例"血管形态及表面结构规则,无边界",诊断为非癌。此外,根据放大内镜诊断早期胃癌的简易程序(MESDA-G),一旦观察到无边界,即可诊断为非癌

A）微血管形态不规则的中分化癌

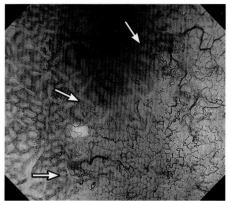

B）微血管形态规则的慢性胃炎

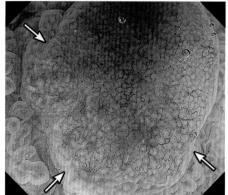

C）微血管形态缺失的高分化癌

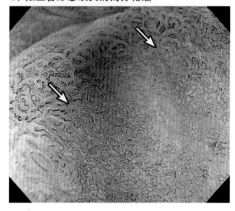

图7　**微血管结构（V）的判断**

A）微血管套叠、分叉，结构复杂，形状、分布、排列均判定为不规则。依据 VS 分型，判断该例"血管形态不规则，表面结构缺失，有边界"（⟿所示），诊断为癌

B）微血管为闭合性袢状结构，形状相同，分布、排列规则，因此判定为形态规则。依据 VS 分型，判断该例"血管形态规则，表面结构规则，有边界"（⟿所示），诊断为非癌

C）存在白色不透明物质（WOS）导致无法观察到微血管形态，判断为血管缺失。依据 VS 分型，判断该例"血管形态缺失，表面结构不规则，有边界"（⟿所示），诊断为癌

　　血管形态的判断技巧如下：从形状上看，若**各个血管形状均不相同**，则判定为**不规则**。从分布上看，将镜下图像十字分割为四等份，评估每个等份之间的血管分布**是否存在对称性**。从排列上看，按照几何学表现观察**血管走行是否呈直线、间隔是否均匀**，以此判断是否规则。此外，通过对癌血管的表现进行研究认为，血管扩张、蛇行、粗细不均等情况不仅多发于癌，在炎症下也较常见，基于多变量分析的研究表明，只有形状不一这一项才具有判断为癌的显著性差异[7]。

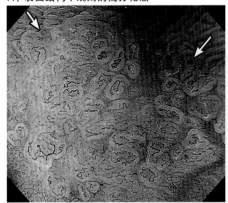

A）表面结构不规则的高分化癌

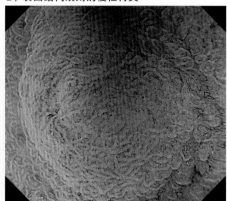

B）表面结构规则的慢性胃炎

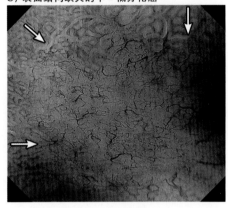

C）表面结构缺失的中~低分化癌

图 8　表面结构（S）的判断

A）隐窝边缘上皮（MCE）具有多边形、椭圆形、弧形等多种形状，且宽窄不一。被 MCE 包围的隐窝间部（IP）大小也极为不同。此外，在分布上不具对称性，排列也不规则，因此判定为不规则结构。依据 VS 分型，判断该例"血管形态及表面结构不规则，有边界"（⇨所示），诊断为癌

B）由单一的弧形隐窝边缘上皮（MCE）构成，且分布、排列规则，因此判定为规则结构。依据 VS 分型，判断该例"血管形态及表面结构规则，无边界"，诊断为非癌

C）表层上皮缺乏凹凸性，无法辨认出表面结构，判断为表面结构缺失（absent）。依据 VS 分型，判断该例"血管形态不规则，表面结构缺失，有边界"（⇨所示），诊断为癌

（3）表面结构（S）判断（图 8）

判断表面结构规则/不规则/缺失（regular/irregular/absent）。观察各个**表面结构**及多个表面结构组成的形态（**形状/分布/排列**），若见不规则结构，即可判定为不规则；若未见不规则结构，则判定为规则。由于表层上皮缺乏凹凸性，如果存在萎缩或癌腺管较短的结构不规则，无法观察病变表面的情况，则判定为结构缺失（AMSP），需进行血管形态（V）分析。另外，表面结构形态的判断技巧与血管形态相同，将前文所述方法中的血管形态替换为表面结构即可。

即便在同一病变内，癌的内镜下表现也具有多样性。因此，应仔细观察整个病变，选择异型度最高的部分进行 VS 分型判断。

参考文献

［1］ Muto M，et al：Magnifying endoscopy simple diagnostic algorithm for early gastric cancer(MESDA-G). Dig Endosc，28：379-393，2016

［2］ Yao K，et al：Magnifying endoscopy for diagnosing and delineating early gastric cancer. Endoscopy，41：462-467，2009

［3］ Ezoe Y，et al：Magnifying narrowband imaging is more accurate than conventional white-light imaging in diagnosis of gastric mucosal cancer. Gastroenterology，141：2017-2025. e3，2011

［4］ Yamada S，et al：An efficient diagnostic strategy for small，depressed early gastric cancer with magnifying narrow-band imaging：a post-hoc analysis of a prospective randomized controlled trial. Gastrointest Endosc，79：55-63，2014

［5］ Uedo N，et al：A new method of diagnosing gastric intestinal metaplasia：narrow-band imaging with magnifying endoscopy. Endoscopy，38：819-824，2006

［6］ Yao K，et al：Nature of white opaque substance in gastric epithelial neoplasia as visualized by magnifying endoscopy with narrow-band imaging. Dig Endosc，24：419-425，2012

［7］ Kanesaka T，et al：A significant feature of microvessels in magnifying narrow-band imaging for diagnosis of early gastric cancer. Endosc Int Open，3：E590-E596，2015

二、各脏器中的使用方法
(三)大肠的相关术语及分型

斋藤　豊

要　点

①JNET(Japan NBI Expert Team)分型的理念虽然与 NICE(NBI International Colorectal Endoscopic)分型有所不同,是基于放大内镜创立的大肠 NBI 统一分型,但也参考了 NICE 分型的科学分类方法。

②由专家小组采用德尔菲(Delphi)法达成共识,提出了 JNET 分型,删除了 NICE 分型中对于病变颜色的划分,根据血管形态及表面构造将病变划分为 Type 1、2A、2B、3 四个类型。预判的组织类型中 Type 1 为增生性息肉・SSA/P,Type 2A 为腺瘤～低异型度黏膜内癌(Tis),Type 2B 为高异型度癌(Tis/T1a),Type 3 为黏膜下深层浸润癌(T1b～)。Type 2B 中也有达到 T1b 的可能,需要使用放大内镜和色素内镜进行浸润深度判断。另外,对于疑似的病变,也建议使用放大内镜和色素内镜进行诊断。

③目前正在进行有关 JNET 分型的交叉效度研究,可能进行部分修正,随着大量新的临床研究成果和内镜技术的创新,分型方法也会不断更新升级。特别是对无蒂锯齿状腺瘤/息肉(SSA/P)的诊断与 Type 3 血管稀疏区域的区间性探讨,将成为今后的研究课题。

▌前言

　　有关使用窄带成像技术(NBI)进行病变种类及浸润深度的诊断,日本提出了多种诊断分型标准,其中包括**佐野分型**[1~3],以及**广岛分型**[4]、**昭和(北部)分型**[5]、**慈惠分型**[6](图 1)。

　　佐野分型以血管形态构造(即现在所说的微血管形态)为核心,依据血管辨识度与血管直径的不同,以及蛇行、中断等形态,将病变划分为 TypeⅠ、Ⅱ、ⅢA、ⅢB 四类。广岛分型以表面构造(surface pattern)为主,辅以对血管形态的观察,将病变划分为 Type A～C,Type C 又细分为 C1～C3 三个亚型。昭和(北部)分型依据血管形态将病变分为正常形态(normal pattern),微弱形态(faint pattern),网状形态(network pattern),密集形态(dense pattern),不规则形态(irregular pattern),稀疏形态(sparse pattern)六类。慈惠分型以血管结构为核心,在血管形态难以诊断时辅以表面构造分析,将病变分为 Type 1、2、3Ⅴ、3Ⅰ、4 五个类型。

　　另一方面,海外也出现了日本和欧美的内镜专家共同制定的 **NICE 分型**[7,8]、**Rastogi 分型**[9]等分型标准,但日本内镜分型的一大特点在于放大观察,其可靠性毫无疑问更高。虽说各个分型在本质上没有太大区别,但在探讨同一病变时采用的标准及术语却有所不同,因此业内同仁早就期望分型的统一。从 1999 年 12 月 14 日 NBI 开发之日起,历经 15 年的岁月,终于在 2014 年 6 月 6 日,达成了日本原创的"**大肠 NBI 放大内镜分型**[Japan NBI Expert Team(JNET)分型]"的共识(图 1)[10~12]。

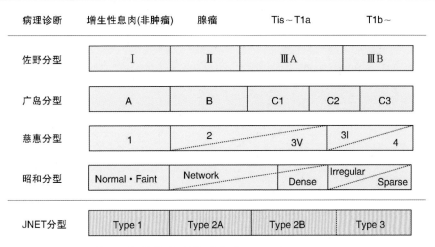

| 病理诊断 | 增生性息肉(非肿瘤) | 腺瘤 | Tis～T1a | T1b～ |

图1　JNET 分型与现有其他分型的对应关系

上面是 JNET 分型与现有的佐野分型、广岛分型、慈惠分型、昭和分型的大致对应关系，并非严格的逐一对应关系

1. JNET 分型的提出经过（表1~3）

　　JNET(Japan NBI Expert Team)分型的理念虽然与 NICE(NBI International Colorectal Endoscopic)分型有所不同，是基于放大内镜创立的大肠 NBI 统一分型，但也参考了 NICE 分型的科学分类方法。NICE 分型中的 Type 2 包含腺瘤/黏膜内癌、SM 浸润癌等病变类型，在 JNET 分型中，首先在此基础上辅以放大内镜，将 Type 2 划分为 Type 2A 和 Type 2B。Type 2A 指的是腺瘤-低异型度黏膜内癌(Tis)；Type 2B 指的是黏膜内癌-SM1 的高异型度癌(也可为 SM2)。其次，通过网络研讨会的方式，对血管形态及表面构造诊断的准确度进行了探讨，就单变量分析及多变量分析结果展开反复讨论，于 2014 年 6 月 6 日，经斋藤研讨小组会议上采用德尔菲法达成共识，提出了 JNET 分型标准。

表1　**JNET分型**

窄带成像内镜NBI	Type 1	Type 2A	Type 2B	Type 3
血管形态	·不可见[*1]	·粗细均匀 ·分布均匀 （网状/螺旋状）[*2]	·粗细不匀 ·分布不均匀	·血管稀疏区域 ·粗大血管中断
表面结构	·规则的黑斑或白斑 ·与周围正常黏膜类似	·规整（管状/树枝状/乳头状）	·不规整或不明显	·无结构区域
预判的组织类型	增生性息肉·SSA/P	腺瘤~低异型度黏膜内癌 (Tis)	高异型度癌(Tis/T1a)[*3]	黏膜下深层浸润(T1b ~)

*1：在可见情况下，与周围正常黏膜血管直径相同

*2：凹陷性病变中，微小血管常呈点状分布，因此存在无法观察到规整的网状／螺旋状血管的情况

*3：有包含 T1b 的情况

此表根据文献 11 整理

接着进行染色放大内镜诊断(pit pattern 诊断)

诊断确信度较低的 Type 3 也应通过染色放大内镜加以确认

21

表2　JNET 分型（English version）

	Type 1	Type 2A	Type 2B	Type 3
Vessel pattern	• Invisible[*1]	• Regular caliber • Regular distribution (meshed/spiral pattern)[*2]	• Variable caliber • Irregular distribution	• Loose vessel areas • Interruption of thick vessels
Surface pattern	• Regular dark or white spots • Similar to surrounding normal mucosa	• Regular (tubular/branched/papillary)	• Irregular or obscure	• Amorphous areas
Most likely histology	• Hyperplastic polyp/ Sessile serrated adenoma/polyp	• Low grade intramucosal neoplasia	• High grade intramucosal neoplasia/ Shallow submucosal invasive cancer[*3]	• Deep submucosal invasive cancer
Endoscopic image				

*1：If visible，the caliber in the lesion is similar to surrounding normal mucosa

*2：Micro-vessels are often distributed in a punctate pattern and well-ordered reticular or spiral vessels may not be observed in depressed lesions

*3：Deep submucosal invasive cancer may be included

引自文献 12

表3　术语解释

术语	解释
血管形态（vessel pattern）	佐野分型中称作毛细血管（capillary vessel）形态，而 JNET 分型中称作血管形态（vessel pattern）
表面构造（surface pattern）	相当于广岛分型中的"表面结构"
血管稀疏区域	对于血管形态中血管稀疏的区域性，目前还没有明确定义。今后计划通过效度研究等，对血管稀疏区域范围大小等作出定义
粗大血管中断	关于粗大血管的定义并没有明确规定，其直径为 Type 2A 血管的 1.5～2 倍
无结构区域	表面构造（surface pattern）中的无结构区域与上述血管稀疏区域情况相同，其区域性目前还没有明确定义
不规则或不清晰	表面构造（surface pattern）中除了无结构区域之外，还存在不规则的部位，为此追加了不清晰区域的表述

　　最终的结果是，JNET 分型删除了 NICE 分型中对于病变颜色的划分，根据**血管形态及表面构造**将病变划分为 Type 1、2、3，其中 Type 2 进一步分为 2A 和 2B 两个**亚型**。

▉ 2. JNET 分型概述

Type 1 在最初仅为**增生性息肉**,后来**无蒂锯齿状腺瘤/息肉(SSA/P)**也被包括在内。

Type 2A 一般为**腺瘤～低异型度黏膜内癌**,通常无须染色。Type 2B 一般为**黏膜内癌-黏膜下浅层浸润癌 SM1** 的可能性大,需要进行**结晶紫染色放大观察**。既然存在着高异型度癌的可能,所以将部分 Type 2B 病变诊断为黏膜下深层浸润癌 SM2 并不属于误诊,应进一步行结晶紫染色观察,对Ⅴ型腺管开口部的不规则程度及范围进行评估,谨慎判断浸润深度。

Type 3 一般可认为是 **T1b 以上的黏膜下深层浸润癌(SM2)**,但仅仅依据 JNET 分型,其诊断准确度能否进一步提高,是今后研究的一大课题。

▉ 3. 对 JNET 分型的将来展望

今后,有关 JNET 放大内镜下大肠 NBI 分型的有效性研究,将由"日本国立癌症研究中心研发经费研究小组"(斎藤丰研究小组)与日本消化器内镜学会附属研究会(致力于统一与共享诊断标准的大肠放大内镜研究会,负责人代表是松田尚久/工藤進英)共同开展,可能会对分型标准进行一些修正。随着新的研究成果和内镜技术的创新,分型方法也会不断更新。总而言之,当务之急在于将该分型标准广泛应用于日本的临床一线,科学地证明此分型对大肠肿瘤病变类型及浸润深度的诊断能够起到有效作用。此外,与腺管开口形态(pit pattern)诊断相同,关于 Type 2B 和 Type 3 区间性的探讨及如何定义也将成为今后研究的重要课题。

参考文献

[1] 佐野　宁,他:狭带化 RGBフィルター内臓 narrow band imaging(NBI)system の开发・临床应用. 胃と肠,36:1283-1287,2001

[2] Machida H,et al:Narrow-band imaging in the diagnosis of colorectal mucosal lesions:a pilot study. Endoscopy,36:1094-1098,2004

[3] Ikematsu H,et al:Efficacy of capillary pattern type ⅢA/ⅢB by magnifying narrow band imaging for estimating depth of invasion of early colorectal neoplasms. BMC Gastroenterol,10:33,2010

[4] Kanao H,et al:Narrow-band imaging magnification predicts the histology and invasion depth of colorectal tumors. Gastrointest Endosc,69:631-636,2009

[5] Wada Y,et al:Diagnosis of colorectal lesions with the magnifying narrow-band imaging system. Gastrointest Endosc,70:522-531,2009

[6] 二上敏树,他:Narrow Band Imaging(NBI)拡大観察を用いた大肠肿疡性病变の異型度・深达度诊断能の検讨. Gastroenterol Endosc,51:10-19,2009

[7] Hewett DG,et al:Validation of a simple classification system for endoscopic diagnosis of small colorectal polyps using narrow-band imaging. Gastroenterology,143:599-607. e1,2012

[8] Hayashi N,et al:Endoscopic prediction of deep submucosal invasive carcinoma:validation of the narrow-band imaging international colorectal endoscopic(NICE)classification. Gastrointest Endosc,78:625-632,2013

[9] Rastogi A,et al:High accuracy of narrow band imaging without magnification for the real-time characterization of polyp histology and its comparison with high-definition white light colonoscopy:a prospective study. Am J Gastroenterol,104:2422-2430,2009

[10] 斎藤 豊,他:Ⅰ大肠病变に对するNBI 分类とその诊断における有用性 (2)大肠 NBI 分类国内统一への

取り組みと経過. Intestine,17:223-231,2013

[11] 佐野 宁,他:The Japan NBI Expert Team(JNET)大肠拡大 Narrow Band Imaging(NBI)分类. Intestine, 19:5-13,2015

[12] Sano Y,et al:Narrow-band imaging(NBI)magnifying endoscopic classification of colorectal tumors proposed by the Japan NBI Expert Team. Dig Endosc,28:526-533,2016

第 1 章

食管的 IEE 观察

一、重点在这里！
从咽部到食管的观察方法
（一）发现病变之前

土橋 昭，郷田憲一

要 点

① 内镜检查前确认是否存在咽喉癌、食管癌等高危因素或病史。

② 观察咽喉癌要在进镜时采用NBI进行。

③ 对食管的观察务必在进镜或退镜时采用NBI来进行。

④ 前壁的浅表性食管鳞癌容易漏诊，需仔细观察。

⑤ 对于多发不规则碘染不着色（即"斑驳样食管"）的病例，仅采用NBI观察漏诊率较高，因此建议采用碘染。

▼ 1. 咽喉部的观察（进镜）

（1）有必要详细观察咽喉部的病例

对于咽喉癌的**高危病例**[高龄、男性、吸烟史、饮酒史、脸红（饮酒容易红脸）、既往食管癌病史、食管多发性碘染不着色]及头颈癌的术后随访，要进行详细观察。此外，在观察咽部、食管时发现患有**黑变病**（图1），要考虑可能同时存在的咽喉癌和食管鳞癌，因此要仔细观察。

 黑变病表现为食管黏膜的深色素沉着，与饮酒、吸烟等致癌因素有关。其中口腔、咽喉的黑变病提示为咽喉癌的生物标记。

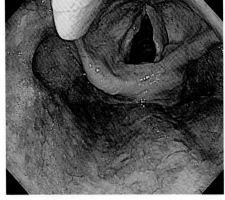
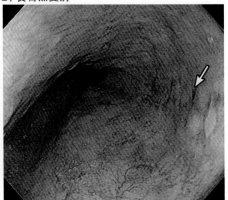

A）咽部黑变病　　B）食管黑变病

图1 黑变病

(2)适当的镇静

对咽喉部进行详细的 NBI 放大观察时,需要(服用药物)加以清醒镇静,因此我们通常使用以下镇静措施。另外,一般认为盐酸哌替啶特别具有抑制吞咽反射的作用。

【镇静示例】
杜冷丁(盐酸哌替啶)35 mg＋氟硝西泮(罗眠乐)0.4 mg(根据体重和年龄调整)

(3)使用的主机光源和内镜

与普通白光观察相比,采用 NBI 观察,咽癌发现率和准确性高[1],应尽可能采用带有 NBI 功能的内镜。为保证详细的观察,最好使用放大内镜。咽部在解剖学上结构复杂,为保持观察视野,需要在内镜前端**安装放大黑帽**。

(4)观察的时机

如果先去观察食管和胃,最后再观察咽部,镇静作用减弱,就容易出现咽反射,而且会因为黏液积存而无法详细观察。通常是在**进入食管前进行咽部的观察和活检**。

(5)体位

采用嗅物位(探出鼻子闻味道的姿势),并提起会厌,下咽部便能暴露出空间,观察会更方便。

(6)观察的顺序(进镜)

观察方法和顺序因各医院不尽相同,我院按照以下顺序进行 NBI 观察:软腭→悬雍垂→中咽后壁→左中右咽侧壁→舌根→左右会厌谷底部→舌会厌襞→咽下部后壁→左杓状软骨→左梨状窝→左环状软骨后部→声带·声门上部→右杓状软骨→右梨状窝→右环状软骨后部(图 2)。

(7)抑制咽反射的要点

一旦产生咽反射,之后只要受到少许刺激就会再次引起咽反射,所以观察时注意不要碰到会厌和喉面。咽下部的观察最好采取**镜角向下(down angle)**,将内镜沿着下咽部后壁进入。此外,水花的刺激也会引发咽反射,所以要注意**绝对不可在咽部进行镜头喷水冲洗**。同样,**注气也要控制在最小限度内**,尤其注意在内镜前端朝向会厌喉面时不要注气。

杓状软骨和会厌喉面是非常敏感的容易诱发咽反射的部位,会使咽喉部的观察变得十分困难和危险。由于贴近声带观察难度高,大多采用远景观察。ELITE 系统中光源的光量增加了大约 1 倍,这使得声带等喉部的 NBI 远景观察成为可能。而 SPECTRUM 以前的系统,光量低、视野暗,我们通常会**采用普通白光观察(不放大)**。

(8)观察困难的部位

环状软骨后部和下咽喉后壁之间没有充足的空间,尤其是环状软骨后部的观察十分困难,因此熟练的观察技术是很必要的(图 3)。不要强行插入内镜,一边沿轴向旋转内镜,一边缓慢推入食管口处进行观察。

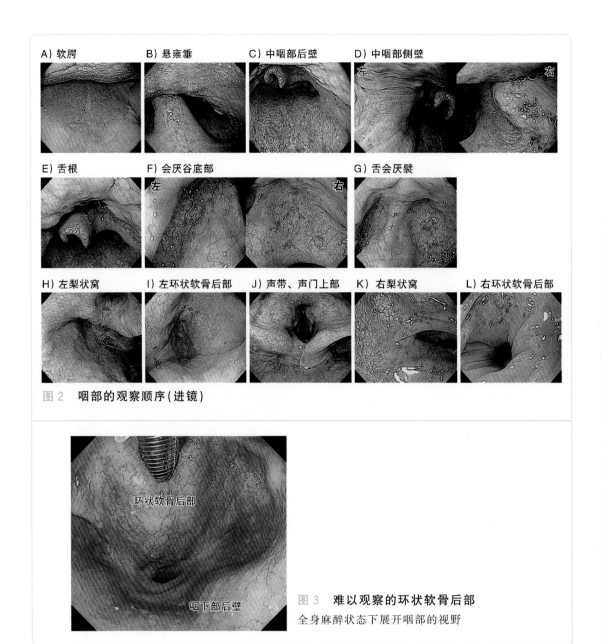

A) 软腭　　B) 悬雍垂　　C) 中咽部后壁　　D) 中咽部侧壁

E) 舌根　　F) 会厌谷底部　　G) 舌会厌襞

H) 左梨状窝　　I) 左环状软骨后部　　J) 声带、声门上部　　K) 右梨状窝　　L) 右环状软骨后部

图 2　咽部的观察顺序（进镜）

环状软骨后部

咽下部后壁

图 3　难以观察的环状软骨后部
全身麻醉状态下展开咽部的视野

(9) 咽喉癌的检出

大多数中咽、下咽癌在**普通白光中呈红色**（图 4A），在 NBI 下呈茶褐色（图 4B）。采用放大观察可以观察到与浅表性食管鳞癌类似的**异型血管**（图 4C）。声带上频发的喉癌可以观察到**白色颗粒状改变所形成的形态不对称**（图 4D ➪所示），在普通白光观察一般也可发现。

A）下咽癌（普通白光）

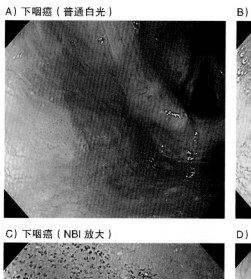

B）下咽癌（NBI）

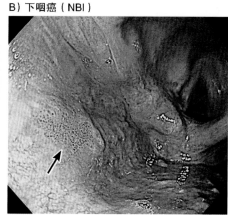

C）下咽癌（NBI 放大）

D）喉癌（声带）

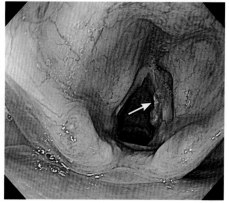

图 4　**下咽癌、喉癌**

A)普通白光下难以发现病变

B)NBI 下呈现浅浅的茶褐色区域

C)放大观察,伴随扩张、蛇行、粗细不均、形态不一异型血管密集增生

D)右侧声带可见红色的隆起型病变(→所示)

2. 食管的观察

(1)消泡剂、解痉药的使用

　　为了消泡,将二甲硅油 10 倍稀释液、蛋白酶制剂和碳酸氢钠制成溶解液,在检查前服用。同时,为抑制消化管蠕动,需要静脉注射溴化丁基东莨菪碱或胰高血糖素。

【示例】

- 二甲硅油 10 倍稀释液数十毫升＋蛋白酶制剂(蛋白酶®MS)＋碳酸氢钠 1 g 的溶解液(检查前内服)
- 溴化丁基东莨菪碱 1A(20 mg)或胰高血糖素 1A(1 mg)静脉注射

(2)冲洗方法

用 20 ml 注射器将二甲硅油溶液向胸部食管上段的 3 点方向用力注入。在食管收缩下进行水洗容易造成逆流,有诱发**呛咳**的风险。因此,要先注气,**待食管壁伸展、管腔打开之后再注水。**

(3)基本的拍摄张数(图 5)

进镜时,距门齿 20 cm 开始,每隔 5 cm 对胸部食管的上、中、下段及腹部食管(胃食管结合部)各拍摄一张。为确保完整再现,要统一使**椎体位于 6 点方向进行拍摄**。无论进镜或退镜时,一定要用 **NBI 对整个食管进行观察**。考虑到内镜触碰后可能引起的食管壁变化、对病变的刺激及出血,选择在**进镜时做** NBI 观察。

(4)碘喷洒的方法(图 6)

观察完胃、十二指肠,将食管内的黏液进行充分冲洗后,再对食管疑似病变及有食管癌高危因素的病例,进行碘喷染。将喷洒管对着反重力方向的右壁(3 点方向),从胃食管结合部开始到胸部食管上段为止连续喷洒。使用喷洒管,可以减少喷洒量,并能高效均匀地对整个食管染色。

▼ 3. 易漏诊的食管癌

(1)易漏诊的位置

①前壁侧:因为物镜不在内镜前端中心,前壁侧(12 点方向)的视角在切线方向,即便是 NBI 观察也很难观察发现无凹凸的病变。观察困难时,通过调整注气量,利用食管的蠕动,旋转内镜,使前壁的病变位于 6 点方向以便观察(图 7)。

②入口处至颈部:初学者大多会一下子将内镜插入到距门齿 25～30 cm 的深处,因此对食管入口处到颈部食管这部分,时常存在观察不足的情况。前端没有安装放大黑帽时也是如此。进镜观察困难时,为了避免食管入口处及颈部食管的漏诊,也可以在退镜时通过注气保持视野来进行 NBI 观察(图 5E)。

(2)NBI 下未呈现茶褐色区域的食管癌

对于存在大量不规则的碘染不着色区"**斑驳样食管**"患者,即便使用 NBI 也会有漏诊的病例,所以要多加注意[2]。对于食管癌高危病例或食管多发碘染不着色病例,要考虑用碘喷洒。用 1.5%的碘喷洒 2～3 分钟后,若呈现出粉色碘染色不着色区[3],则患有食管鳞癌的可能性很大。另外,还需了解,也可能存在白色微隆起状 0-Ⅱa 型的罕见食管鳞癌(图 8)。

> **Pitfall** 将观察重点集中于最先发现的病变及内镜治疗后瘢痕时,容易忽略其对侧和附近的病变,尤须注意。

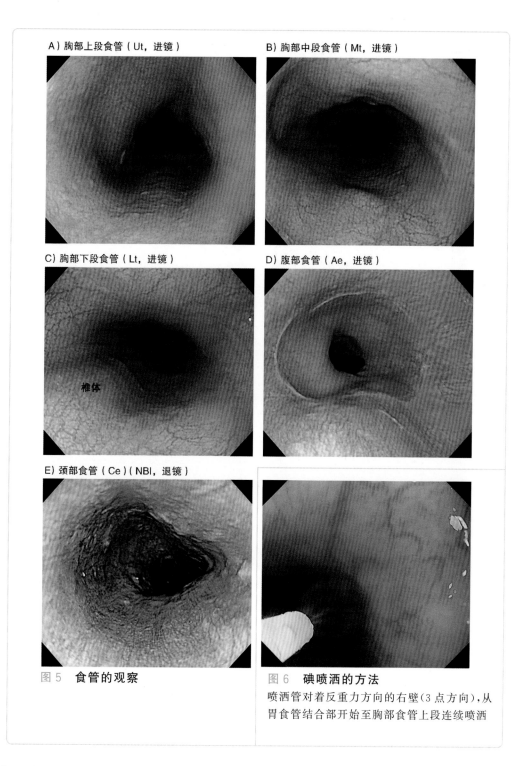

A）胸部上段食管（Ut，进镜）

B）胸部中段食管（Mt，进镜）

C）胸部下段食管（Lt，进镜）

椎体

D）腹部食管（Ae，进镜）

E）颈部食管（Ce）（NBI，退镜）

图5　食管的观察

图6　碘喷洒的方法

喷洒管对着反重力方向的右壁（3点方向），从胃食管结合部开始至胸部食管上段连续喷洒

参考文献

［1］　Muto M，et al：Early detection of superficial squamous cell carcinoma in the head and neck region and esophagus by narrow band imaging：a multicenter randomized controlled trial. J Clin Oncol，28：1566-1572，2010

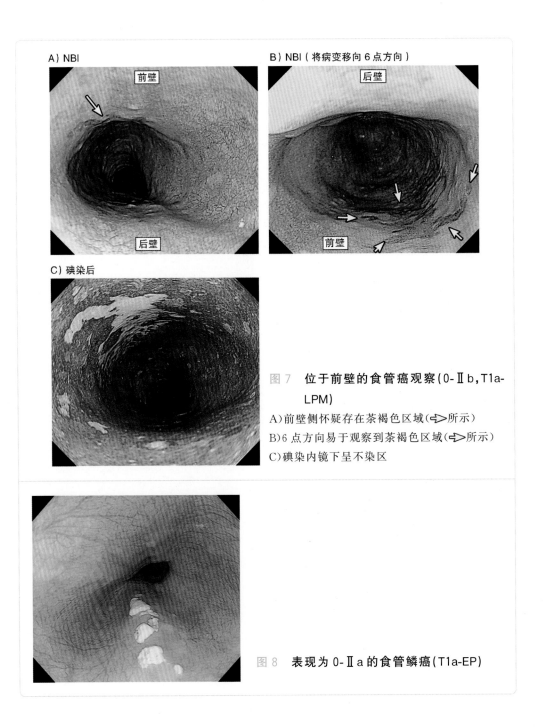

A) NBI

前壁

后壁

B) NBI（将病变移向6点方向）

后壁

前壁

C) 碘染后

图7　位于前壁的食管癌观察(0-Ⅱb,T1a-LPM)

A)前壁侧怀疑存在茶褐色区域(⇨所示)

B)6点方向易于观察到茶褐色区域(⇨所示)

C)碘染内镜下呈不染区

图8　表现为0-Ⅱa的食管鳞癌(T1a-EP)

[2]　Goda K,et al：Narrow-Band Imaging Magnifying Endoscopy versus Lugol Chromoendoscopy with Pink-Color Sign Assessment in the Diagnosis of Superficial Esophageal Squamous Neoplasms：A Randomised Noninferiority Trial. Gastroenterol Res Pract，2015：639462，2015

[3]　Shimizu Y,et al：Endoscopic diagnosis of early squamous neoplasia of the esophagus with iodine staining：high-grade intra-epithelial neoplasia turns pink within a few minutes. J Gastroenterol Hepatol，23：546-550，2008

一、重点在这里！
从咽部到食管的观察方法

(二)发现病变后

土桥　昭，郷田憲一，廣岡信一

> ## 要　点
>
> ①用普通白光观察判断肉眼分型(由于碘染后受颜色对比差的影响,可能低估病变的凹凸程度)。
> ②调节空气量,对病变的厚度、有无伸展不良进行评估。
> ③NBI观察时,出血是妨碍视野的最大原因,所以要尽量避免出血。
> ④对于隆起或凹陷的区域,或中倍放大下怀疑有 Type B2、B3 血管的区域,通过高倍放大进行近一步观察。
> ⑤进行癌变的范围诊断时,务必要使用碘染(采用 NBI 对茶褐色区域进行病变范围判断时,有被低估的可能)。

1. 普通白光观察＋NBI 观察的要领

(1)病变的检出

对于白光内镜难以检查出的(平坦且无色泽变化的)病变(图 1A),使用 NBI 观察,能够发现边界明显的茶褐色区域(图 1B)。

(2)冲洗

在发现病变时,将病变调整到 6 点方向,后续的放大观察会比较容易。清洗病变表面附着物时,切记要避免因失误造成意外出血。不要从一开始就用力向病变处注水,而要从周围开始慢慢向病变处冲洗。

(3)颜色的评估

用普通白光观察对颜色进行评估。可与正常的背景黏膜加以比较。

(4)肉眼分型诊断

注气后使食管壁达到充分伸展状态时,进行肉眼分型判断(图 2A)。**肉眼评估食管癌的大小对诊断浸润深度十分重要**。在很大程度上,表面平坦型(0-Ⅱb)为 EP/LPM 癌,表面(轻微)隆起型(0-Ⅱa)为黏膜浅层癌,浅表隆起型(0-Ⅰ)、浅表凹陷型(0-Ⅲ)为 SM 浸润癌。然而,表面(轻微)凹陷型(0-Ⅱc)病变则有可能是 LPM～SM 各个深度浸润中的任何一种,因此调节空气量,观察病变的厚度及伸展不良的程度尤为重要(图 2B、C)。特别是表现为**凹陷内隆起、伴边缘隆起的凹陷,以及两段凹陷的部分**,需要用放大 NBI 对血管形态进行详细观察。

(5)范围诊断

食管鳞癌的范围诊断,最后一定要通过碘染观察确定。

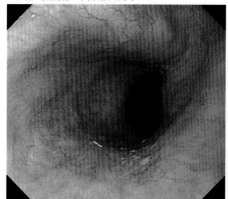

A）空气量较少（普通白光）

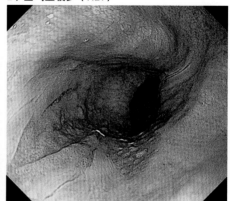

B）空气量较少（NBI）

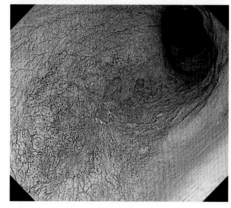

C）空气量较多（NBI）

图 1　病例 1：茶褐色区域的辨别程度因空气量而异

A）颈部食管可见红色的粗糙黏膜

B）肉眼观察到边界较明显的茶褐色区域即为病变

C）若空气量过多，不仅茶褐色区域边界会变得模糊，发现病变也会变得困难

Pitfall　　若空气量过多，则不呈现茶褐色区域（BA），而且边界也会变得不明显（图 1C），所以建议以较少的空气量来进行观察（图 1B）。不呈现 BA 的主要原因有：血管间背景黏膜颜色（BC）弱、血管密度低、上皮乳头内毛细血管袢（IPCL）的扩张度低等。

▶ 2. NBI 放大观察的要领

（1）中倍放大观察

从 BA 的边缘处开始中倍放大观察（图 3A～F），慢慢地向中心部（图 3G）推进。由于焦点取决于放大倍率及与病变的距离，因此遇到中倍放大对焦失败的情况，不仅要用变焦杆上下调节放大倍率，还要微调内镜前端与病变的距离，这样就可对焦成功，进行观察。然后，要仔细观察有无疑似 Type B2 和 B3 的异型血管，无血管区（AVA）[1] 及无血管区的大小。

（2）高倍放大观察

使用中倍放大进行充分观察后，对于有凹陷和隆起的区域（图 2C）及怀疑 Type B2 和 B3

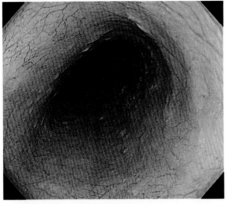
A) 普通白光，远景（空气量较多）

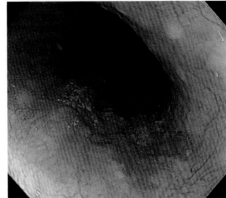
B) 普通白光，近景（空气量较少）

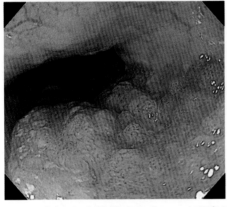
C) 普通白光，中央肛侧的轻度隆起0-Ⅱa区域（空气量较少）

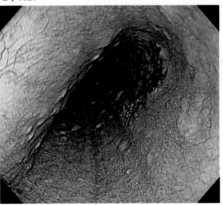
D) NBI

图2 病例2：食管鳞癌白光＋NBI观察（精查）

的区域（图 3G □所示），进行高倍放大观察（图 3H）。

在高倍放大过程中，对焦成功后进行观察时，将需要观察的部位置于 6 点方向，将镜角向下打同时向病变部位接近。用较少的空气量，将放大黑帽轻轻固定在病变外的正常黏膜或没有凹凸的病变处，这样可以减少出血的风险，确保放大视野的稳定。

高倍放大观察时，内镜与病变**接触的时间越长，出血的风险越大**。应尽快完成对焦和观察留图。

Point 避免大病变的局部微小浸润（黏膜下浸润）漏诊的技巧

在白光内镜下观察到有隆起、凹陷，或中倍放大下存在无裈血管，怀疑有局部深浸润的部分，确定位置后进一步行高倍放大观察。

▼ 3. 碘染观察的要领

虽然 NBI 观察对于肿瘤的定性诊断和浸润深度诊断十分有效，但对侧方范围诊断有低估的可能。因此，为准确诊断肿瘤侧方范围，**必须进行碘染检查**。但是，由于碘的刺激，病变形状

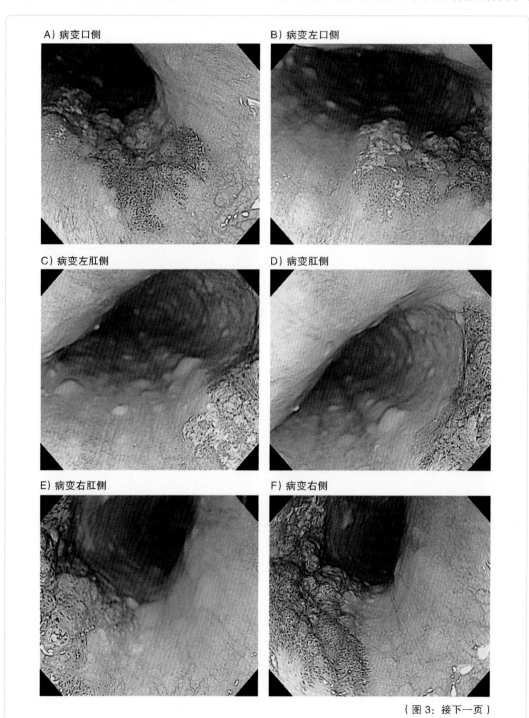

A）病变口侧

B）病变左口侧

C）病变左肛侧

D）病变肛侧

E）病变右肛侧

F）病变右侧

（图3：接下一页）

G）中央肛侧的 0-Ⅱa 区域

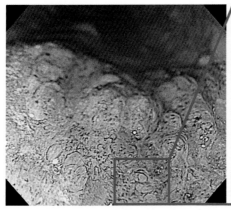

H）G）的高倍放大。可见 Type B2 血管

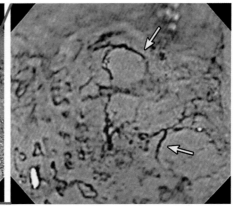

图 3　病例 2：食管鳞癌-NBI 放大观察（精查）

通过中倍放大观察，沿着边界（A~F）一步步搜索 Type B2 和 B3 血管（G）。若怀疑 Type B2 和 B3 血管，要放在最后进行高倍放大观察（H）

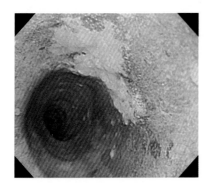

图 4　病例 2：碘染（发现病变时）

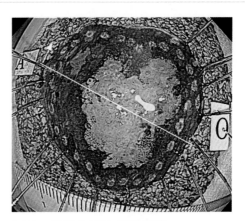

图 5　病例 2：ESD 切除标本

为评估观察到 Type B2 血管的病变中央的肛侧区域，制作病理切片

会发生明显变化，影响治疗时对病变范围的判断。因此，**术前要避免多次碘染**。从碘染的术前检查到内镜治疗，我们一般要间隔 3 周以上。

　　要想准确记录术前的范围诊断，对碘染不着色区域边界的全周拍摄十分重要。本例（食管鳞癌，图 2~6）虽然可以将整个病变全部拍在一张图片内（图 4），但遇到病变范围较大无法容纳在一张图片时，建议分为若干张图片拍摄。

　　从观察到 Type B2 血管可以判断，病例 2 的术前浸润深度可诊断为 T1a-MM 至 T1b-SM1。属于内镜治疗的扩大适应证病变，在得到患者充分知情同意的基础上进行了内镜黏膜下剥离术（ESD）（图 5）。术后病理提示：食管鳞癌、浸润深度为 pT1a-MM，与术前诊断一致（图 6）。

37

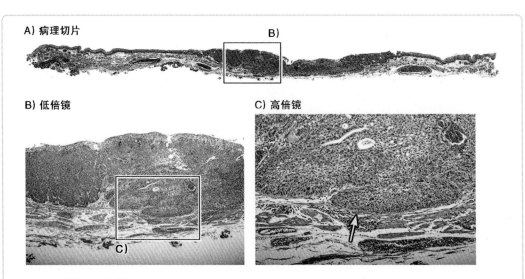

A) 病理切片

B)

B) 低倍镜

C) 高倍镜

图 6　病例 2：病理图

A、B)在碘染不着色区的相同位置，可见鳞癌细胞

C)与观察到 Type B2 血管的部位(图 3G、H，图 6C)一致，可见肿瘤(⇨所示)已浸润至黏膜肌层，诊断浸润深度为 T1a-MM

最终病理诊断：Type 0-Ⅱa，23 mm×14 mm，SCC，pT1a-MM，INFb，ly0，v0，pHM0，pVM0

　　除了对已发现的病变进行碘染鉴别外，还必须检查是否存在 NBI 没有查出的病变。我们的研究表明，对多发不规则不染区的病例(斑驳样食管)，仅靠 NBI 观察，漏诊风险会有所增高，因此必须在 NBI 观察后追加碘染观察[2]。

　　如果碘染后存在 5 mm 以上、形状不规则、粉色征阳性(PCS)[3]等特征时，可怀疑为食管鳞癌，要考虑进行活检。病变内部出现粉色征时，从粉色征阳性处进行活检(图 7A ⇨所示)。

▎ 4. 靶向活检

　　为确保病理诊断正确，进行精准的靶向活检必不可少。但是，食管黏膜基本位于切线方向，如果只是推出活检钳，会因打滑而无法对病变处准确活检。

　　食管黏膜活检的要领如下：首先，将病变置于活检钳的开口方向(图 7 中的 6～7 点位)，然后固定镜身(图 7B ⇨所示)，最好能够达到右手离开也不会松动。接着，使钳子开口方向与目标部位平行，然后慢慢吸气，缓和食管壁的张力，沿着向下的角度将钳子轻轻推出固定在食管壁上(图 7C)。在此状态下继续吸气，待病变进入钳口内后关闭。吸气时，视野会变差，但是只要保持内镜固定就没有问题。接着再次注气，确认活检钳夹住目标部位之后(图 7D)再夹取出病变组织。夹住的位置与目标位置不一致时，需要重新夹取病变。

> **Pitfall**　在做靶向活检时，不是靠推拉活检钳，而是主要靠控镜及调节空气量来进行的。

A) 仅病变肛侧可见粉色征

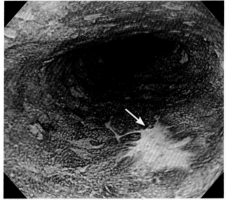

B) 将活检钳平行置于病变的上方

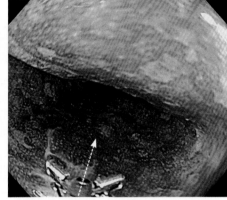

C) 吸气的同时推出钳子进行固定

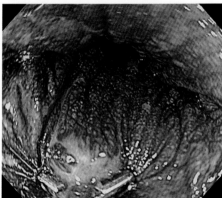

D) 吸气合住钳子后，再注气确认是否准确夹住病变

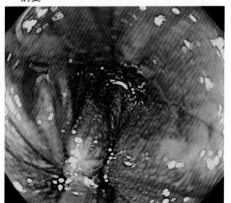

图7　病例3：碘染内镜下的活检

> **memo**　为保证稳定的放大观察和准确的靶向活检，保持内镜稳定尤为重要。为保证右手离开内镜也不松动，内镜医师应学会用腹部固定住镜身的弯曲部。

参考文献

［1］　Oyama T，et al：Prediction of the invasion depth of superficial squamous cell carcinoma based on microvessel morphology：magnifying endoscopic classification of the Japan Esophageal Society. Esophagus，in press（2016）

［2］　Goda K，et al：Narrow-Band Imaging Magnifying Endoscopy versus Lugol Chromoendoscopy with Pink-Color Sign Assessment in the Diagnosis of Superficial Esophageal Squamous Neoplasms：A Randomised Noninferiority Trial. Gastroenterol Res Pract，2015：639462，2015

［3］　Shimizu Y，et al：Endoscopic diagnosis of early squamous neoplasia of the esophagus with iodine staining：high-grade intra-epithelial neoplasia turns pink within a few minutes. J Gastroenterol Hepatol，23：546-550，2008

二、肿瘤与非肿瘤的鉴别及浸润深度诊断

（一）诊断逻辑与过程

古橋広人，郷田憲一，炭山和毅

要 点

①临床数据证明，图像增强内镜（IEE）的窄带成像技术（NBI）对食管及咽部的浅表食管鳞癌（SCC）检出非常有效。

②在进镜和退镜时，以 NBI 为主进行 IEE 观察。而对于高风险病例，需主动采取碘染观察。

③对食管鳞癌高危风险的问诊（饮酒史、吸烟史、家族史及饮酒时脸红反应）非常重要[1]。

④放大观察有助于鉴别 0-Ⅱ型食管癌和良性疾病。

⑤放大诊断已形成体系，诊断的依据是上皮乳头内毛细血管袢（IPCL）的形态学变化。

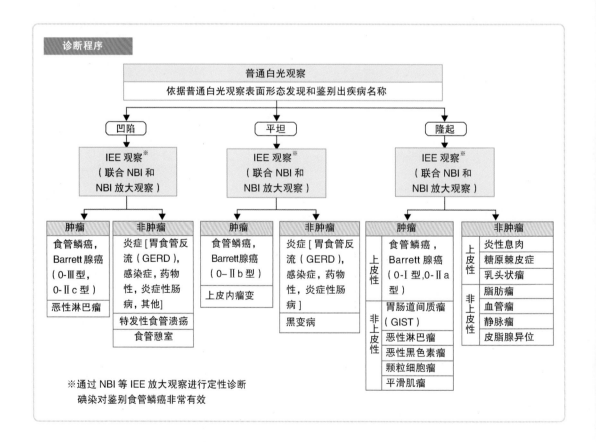

诊断程序

通过 NBI 等 IEE 放大观察进行定性诊断
碘染对鉴别食管鳞癌非常有效

1 **IEE 在食管检查中的基本思路**

(1)**色素法**

①**碘染**

- 正常食管鳞状上皮在碘与棘细胞层内的糖原发生反应后呈褐色。
- 棘细胞层因癌变或炎症而被取代或破坏后,上皮中不再含有糖原,呈不染区。
- 有些情况下,由于取代程度不同,可出现病变部位仅呈淡染区,这是判断低级别异型的大致标准。
- ➡ 这是鉴别上皮内瘤变和癌的大致标准。
- 喷洒碘溶液 2～3 min 后,病变部位呈淡粉色,即可判定为**粉色征阳性**[**参照第 1 章-一-(一)**],可高度怀疑是**食管鳞癌**。
- 不染区的面积大小是鉴别癌症的大致标准。
- ➡ 如果**不染区不足 5 mm**,则癌症的可能性**低**。

②**醋酸喷洒法**

- 有助于检出 Barrett 食管的异型增生和早期癌变。
- 观察到**小白斑**(小孔、小白斑、沟状构造物等),提示 Barrett 腺癌鳞状上皮下浸润[2]。

(2)**电子染色法·光电子染色法**

电子染色内镜包括 NBI、自体荧光成像(AFI)、智能电子分光比色技术/蓝激光成像(FICE/BLI)、高清智能电子染色内镜(i-scan)等,其中,NBI 观察获得的临床证据最为充分。NBI 下,首先要采取**不放大观察**,判断病变界限清晰的**茶褐色区域**是否为阳性。尤其是要**对茶褐色区域追加放大观察**,捕捉 IPCL 等表层微血管的形态学变化,进行肿瘤和非肿瘤(癌和非癌)的定性诊断。

2 **肿瘤和典型的良性疾病的鉴别要点**

(1)**食管胃黏膜异位**(ectopic gastric mucosa)的鉴别要点(图 1)

- 好发于**颈部食管**,常为**多发病灶**。
- 边界清晰,多为类圆形。
- 可见**白线状边缘**。

(2)**血管瘤**(hemangioma)的鉴别要点(图 2)

- 呈表面光滑隆起状,伴有**蓝色或紫色血管结构**。
- 常为多发。
- NBI 观察,不呈现茶褐色改变。

(3)**乳头状瘤**(papilloma)的鉴别要点(图 3)

- 好发于**下部食管**,多为单发。
- 有研究报告指出,其与人乳头瘤病毒具有相关性。
- 普通白光下,呈透明状白色隆起,按其表面形状可分为乳头状、海葵状、分叶状、桑葚状、松塔状等。

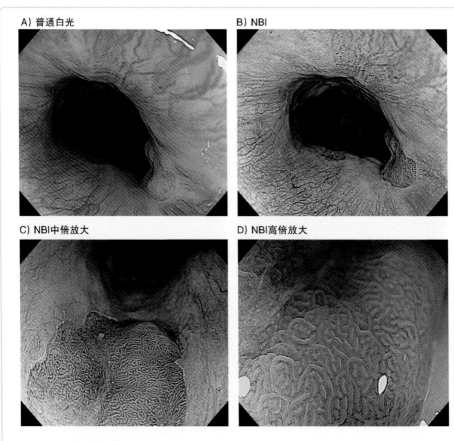

A) 普通白光   B) NBI

C) NBI中倍放大   D) NBI高倍放大

图 1　食管胃黏膜异位

A)颈部食管 4 点方向可见大小约 10 mm 区域,边界清晰,伴有白色边缘。表面呈光滑凹凸状

B)NBI 下观察,因呈茶褐色区域,需鉴别是否为食管鳞癌

C)NBI 中倍放大下,可见黏膜呈胃黏膜状的表面结构,可与背景的鳞状上皮明确区分,与浅表型食管鳞癌明显不同

D)NBI 放大观察,表面结构由清晰的白色区域规则围绕构成,血管沿其边缘规则分布。无肿瘤样表现

- NBI 下仍呈白色,未见茶褐色改变。
- NBI 放大观察,**未见微血管**,或在乳头状(或海葵状等)结构内部未见异型血管。
- 碘染后,多呈**淡染**。

(4)黑变病(melanosis)的鉴别要点(图 4)

- 普通白光下,呈焦褐色至黑色。
- 与吸烟史和饮酒史有关。
- 食管与咽喉黑变病并存的情况也不少。
- **注意食管癌并发咽喉癌**,积极进行 IEE 观察和碘染十分重要。
- 需要与恶性黑色素瘤加以鉴别(恶性黑色素瘤里也有不呈现褐色到黑色区域的情况)。

A）普通白光

B）NBI

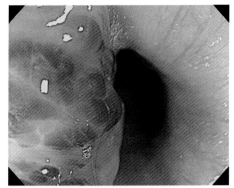

图 2 血管瘤

A）颈部食管 9 点方向，可见半球状隆起，有光泽，并伴有直径约 20 mm 的红色血管

B）与肿瘤血管不同，未呈现茶褐色改变，未见食管鳞癌的血管间背景黏膜颜色（BC）和异型血管。血管结构呈绿色

A）普通白光

B）NBI

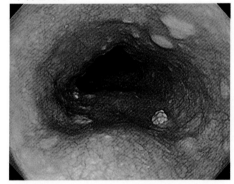
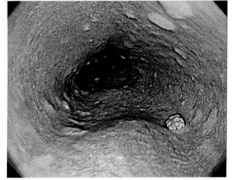

C）NBI放大

D）碘染

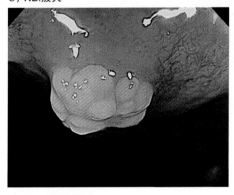
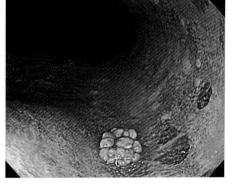

图 3 乳头状瘤

A）胸部食管上段 4 点方向，可见大小约 3 mm 的白色隆起型病变，表面呈桑葚状

B）NBI 下同样呈白色，未见茶褐色改变

C）NBI 放大观察，病变呈分叶状，各分叶构造内表面光滑，结构均一。未见微血管

D）碘染后呈淡染，需与恶性肿瘤相鉴别

A) 普通白光

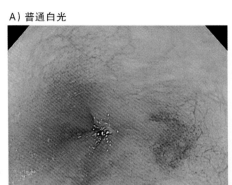

B) NBI

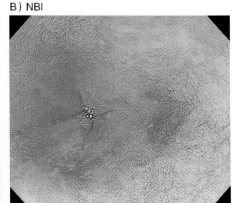

C) NBI 放大

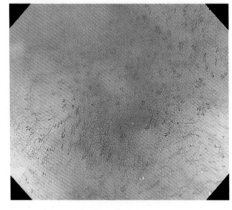

图 4　黑变病（黑色素沉着）
A) 白光下见食管下段 3 点方向一处大小约 5 mm 的浅褐色区域。内部颜色深浅不一
B) NBI 下呈茶褐色改变
C) NBI 放大观察，病变内微血管间的背景黏膜颜色呈褐色。微血管虽有轻度扩张，但缺少粗细不均、形态不一等异型表现

➡ 二者的区分在于，免疫组化下，**普通黑变病**呈 HMB-45 阴性表达，而**恶性黑色素瘤**则呈 HMB-45 **阳性**表达。

- 碘染无效（病变会与正常部位一起被染色，因而变得**不清晰**）。

(5) 颗粒细胞瘤 (granular cell tumor) 的鉴别要点 (图 5)

- 好发于**男性**，多见于**中下段食管**。
- 肉眼类型为**台状或丘状**黏膜下肿瘤样隆起，有时呈臼齿状，伴有中心凹陷。
- 病变呈黄色或白色，表面被正常黏膜覆盖。
- 超声内镜（EUS）下呈**低回声肿瘤**样表现，**主要位于第 2 层～第 3 层/第 5 层**。边界尚清晰，内部回声均匀。

(6) 炎症的鉴别要点 (图 6)

- 经常**发红伴糜烂**。
- NBI 观察，呈边界清晰的**茶褐色区域**，有时与癌较难鉴别。
- 碘染观察，染色程度因炎症轻重不同，多数呈淡染或不染，若其周围可见**绒毛状深染色像**，则是典型炎症。

A）普通白光

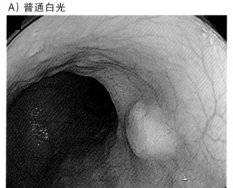

B）碘染

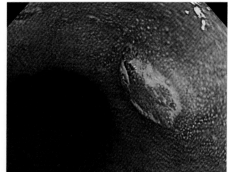

C）NBI

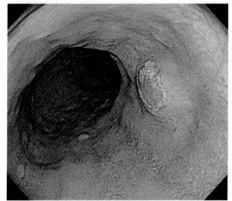

D）NBI放大

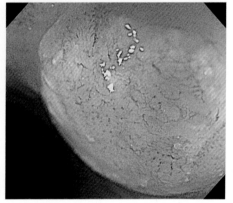

E）超声胃镜

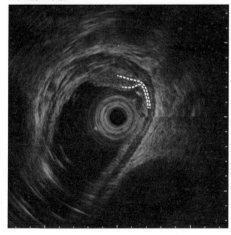

图5　颗粒细胞瘤

A）食管中段3点方向,可见直径约6 mm淡黄色臼齿状的黏膜下肿瘤样隆起病变,顶部平缓,表面覆盖正常黏膜

B）碘染后病变部分区域呈淡染,其他区域与背景黏膜染色相同

C）NBI下未见茶褐色改变。隆起部位被与背景黏膜色调一致的黏膜覆盖

D）NBI放大观察未见表面结构。可见稀疏的血管,轻度扩张,稍有伸长的不规则分布。病变部位因与周围色调明显不同,判断其位于黏膜下层较浅的位置

E）通过吸气水充盈法,使用20 MHz小探头进行观察。食管壁显示7层,病变与第二层存在连续性,呈低回声。边缘规则,边界清晰,内部回声均匀

• 有时活检病理也很难与上皮内瘤变区分,需结合其他检查方法予以鉴别。

A）普通白光

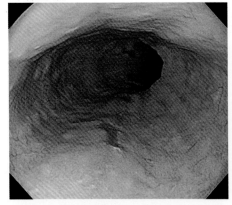

B）NBI

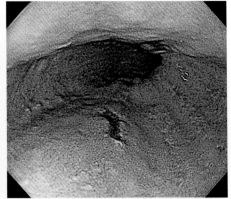

C）NBI 放大（病变肛侧）

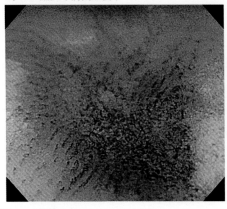

D）NBI 放大（病变口侧）

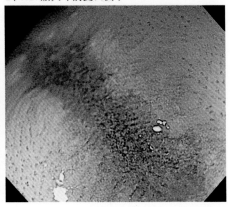

图6　炎症

A）白光下食管中段 6 点方向，见长度约 7 mm 病变，边界清晰，发红略凹陷

B）NBI 下见茶褐色改变，病变边缘呈浅白色，大致环周样

C、D）NBI 放大观察可见血管间背景黏膜颜色和微血管显著增生，但各个血管整齐排列，缺少不规则分布表现

(7) 皮脂腺异位的鉴别要点（图 7）

· 可见黄色（细）颗粒状（或颗粒成簇状）小隆起。

· 常为多发。

· 各个隆起呈**铺路石状或花瓣状**（相当于腺泡）。表面**光滑，呈黏膜下肿瘤样隆起**。

· 隆起的顶部可见白色凸起（腺导管）。

(8) 炎性息肉的鉴别要点（图 8）

· 这是一种好发于**胃食管结合部前壁或右侧壁**的隆起型病变，有时被称为胃食管结合部息肉、前哨皱襞、前哨增生性息肉。

· 这是一种伴随反流性食管炎的炎性息肉，很多时候还会伴随黏膜破损。

· 病理学上，可见隐窝上皮增生，伴有炎性细胞浸润。

· NBI 放大观察，表面构造和血管形态都没有明显的不规则表现（白色区域清晰且宽度均匀，血管沿表面构造内分布）。

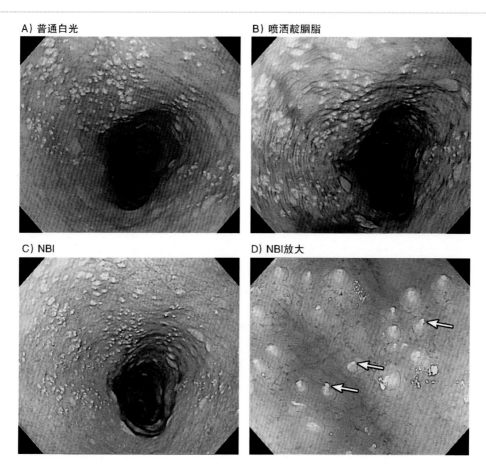

A) 普通白光   B) 喷洒靛胭脂   C) NBI   D) NBI放大

图7　皮脂腺异位

A)白光观察下,食管上段 12 点方向见局部多发直径 1～2 mm 的黄色颗粒状隆起,边界清

B)喷洒靛胭脂后,隆起病变边界清晰

C)NBI 下未见茶褐色改变

D)NBI 放大观察可见平坦隆起表面顶部的白色凸起(腺导管分泌的皮脂, 所示)。说明黏膜
　固有层存在腺泡,背景黏膜的血管透见模糊消失。腺管周围的血管形态未见异型表现

诊断逻辑 ③ 浸润深度诊断

(1)要点

• 首先,进行**普通白光观察**,根据《第 11 版食管癌处理规范》及[**巴黎分型(Paris classifi-
cation),参照 memo**]中的病变分型预测**大致浸润深度**。

• 病变分型中的 0-Ⅰ型、0-Ⅲ型提示浸润深度为 SM2 及更深。

• 超声内镜(EUS)虽然有助于浸润深度诊断,但操作难度大,最常见的吸气水充盈法可能造成的误吸
呛咳,也会增加检查的风险。只有在普通白光观察和 IEE 观察难以诊断时,才追加超声内镜检查。

• **对于 0-Ⅱ型(特别是 0-Ⅱc 型),要联合 NBI 放大观察**,通过捕捉微血管的形态变化和无
血管区域(AVA),更详细地预测浸润深度。

A）普通白光

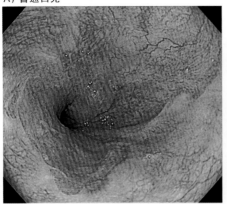

B）普通白光（近景）

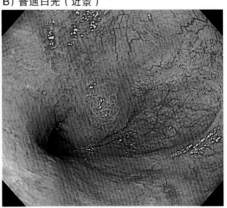

C）NBI放大

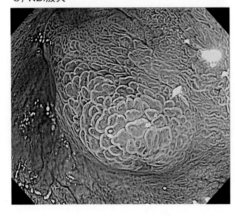

图8　炎性息肉

A）白光内镜下，胃食管结合部 12 点方向见直径约 10 mm 隆起发红病变

B）白光下近距离观察，可见病变与胃黏膜交界处呈逐层过渡性样变化，边界不清，无明显界线

C）NBI 放大观察，表面构造略显粗大膨胀，大小不一，但仍然保持了绒毛样结构（villi）的方向性和形状的相似性。此外，白色区域清晰，宽度均匀。微血管沿表面构造内分布，缺少口径不一等不规则表现

memo　**食管鳞状上皮巴黎分型（Paris classification）**[3]

　　对于病变分型，本处理规范中没有用隆起（凹陷）高度（深度）的数值设定明确标准。仅在 0-Ⅱa 型中记载了"隆起高度的标准约为 1 mm"。

　　而在国际上广泛使用"巴黎分型"，该分型用具体数值设定了标准（图 9）。

（2）NBI 放大观察的要点

· 为避免出血，**先从病变口侧边缘**开始观察。

· 接着观察病变的左右边缘，进行边界诊断和血管诊断。

· 病变**中心部到肛侧**容易出血，放在最后进行观察。

· 对大的病变，用中倍放大初步整体观察病变，确定存在 Type B1 血管以外的异常部位（重点区域）。

· 最后，从重点区域的口侧开始依次使用高倍放大观察，进行精确的放大诊断。

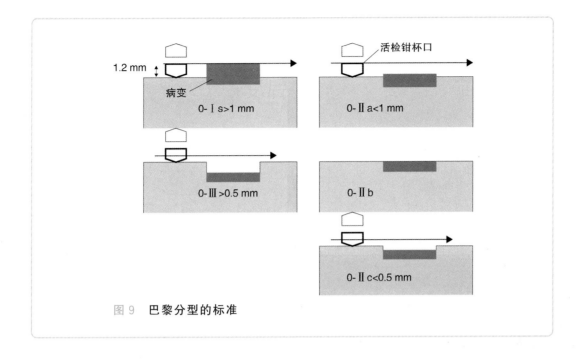

图9　巴黎分型的标准

(3)NBI 放大观察的 AB 分型

①根据微血管分型预测浸润深度［有关各血管的定义,参照绪论-二-(一)］

分型	推测的浸润深度
Type A	正常、炎症、上皮内瘤变(intraepithelial neoplasia)
Type B1	T1a-EP/LPM
Type B2	T1a-MM/T1b-SM1
Type B3	T1b-SM2

②根据 AVA 辅助诊断浸润深度

分型	AVA 大小	推测的浸润深度
小(Small)	<0.5 mm	T1a-EP/LPM
中(Middle)	0.5 mm≤ or <3 mm	T1a-MM/SM1
大(Large)	≥3 mm	T1b-SM2

※注意:仅由 Type B1 血管构成的 AVA,无论范围大小都提示浸润深度为 EP/LPM

参考文献

［1］ 横山　顕：食道扁平上皮がんのリスク因子からみた検査の進め方. 日消外会誌,40:1539-1544,2013

［2］ Yamagata T,et al:Efficacy of acetic acid-spraying method in diagnosing extension of Barrett's cancer under the squamous epithelium. Dig Endosc,24:309-314,2012

［3］ The Paris endoscopic classification of superficial neoplastic lesions:esophagus,stomach,and colon. Gastrointest Endosc,58:S3-43,2003

二、肿瘤与非肿瘤的鉴别及浸润深度诊断

（二）病例

病例1 上皮内瘤变（LGIN）

原 裕子，郷田憲一，廣岡信一

病例 1

【患　者】 女性,70多岁。

【现病史】 外院行胃镜检查诊断为十二指肠腺癌,介绍入本院就诊。行内镜精查发现另一处食管病变。

【嗜　好】 饮酒40年,每周1～2次,每次日本清酒180 ml。无吸烟史。

1. 观察时的注意点

普通白光观察,病变难以辨认(图1),NBI下则呈淡淡的茶褐色区域(图2～4)。因为病变部位呈**茶褐色改变,需要与食管鳞癌加以鉴别**,所以要追加 **NBI 放大**及**碘染观察**。判断时,重点观察 NBI 放大下有无 Type B 血管,碘染后有无不着色区及粉色征。

本例依据以下两点,预判可能是炎症或上皮内瘤变。

①NBI 放大观察,上皮乳头内毛细血管袢(IPCL)的形态学变化属于**轻度**[四个特征(扩张、蛇行、粗细不均、形态不一)不符合],是 AB 分型中的 Type A 血管。

②碘染后,**未形成完全不染区**。

2. 如何判断内镜所见

(1)普通白光观察

通过普通白光难以辨认病变部位(图1 ◯所示)。

(2)NBI 观察

NBI 观察可见边界清晰的浅褐色区域(图2)。在低倍放大下,可见茶褐色区域内存在多处袢状血管,可以认为是**扩张的 IPCL**。血管间**背景黏膜颜色呈茶色**(图3)。在高倍放大下,虽可见**血管增生**,但排列尚规则。另外,未见粗细不均、形态不一等表现,可以认为是 AB 分型中的 Type A 血管[1](图4)。

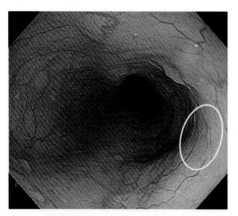

图 1　普通白光

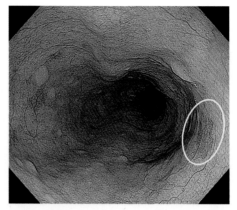

图 2　NBI

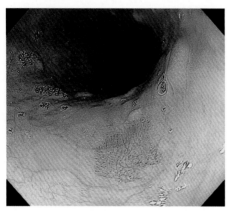

图 3　NBI 低倍放大

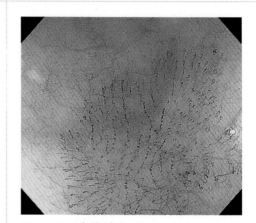

图 4　NBI 高倍放大

(3)碘染

　　NBI 下呈茶褐色改变的部位,可见被周围深染色包围着的淡染或不染区(图 5)。

> **内镜诊断**　炎症～上皮内瘤变

▶ 3. 病理诊断

　　活检标本 HE 染色,基底部细胞核轻度增大。核轻度异型,极性紊乱,细胞密度轻度增大(图 6)。诊断为上皮内瘤变。

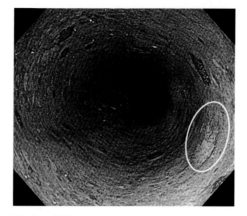

图 5　碘染

A）病理切片

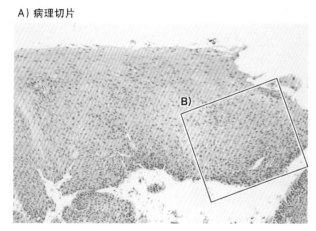

B）核肿大的增生部位

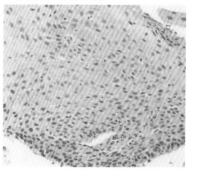

图 6　活检组织 HE 染色

最终诊断　食管上皮内瘤变（squamous intraepithelial neoplasia）[2]
　　　　　　※相当于第 10 版旧规范中的低级别上皮内瘤变（LGIN）[3]

参考文献

[1]　Oyama T, et al：Prediction of the invasion depth of superficial squamous cell carcinoma based on microvessel morphology：magnifying endoscopic classification of the Japan Esophageal Society. Esophagus，in press（2016）

[2]　「临床・病理食道癌取扱い规约第 11 版」（日本食道学会/编），金原出版，2015

[3]　「临床・病理食道癌取扱い规约第 10 版」（日本食道学会/编），金原出版，2008

二、肿瘤与非肿瘤的鉴别及浸润
深度诊断
（二）病例
病例2 食管鳞癌（EP／LPM）

原 裕子，郷田宪一，廣冈信一

病例 2

【患　者】 男性，70 多岁。

【现病史】 外院行胃镜检查发现食管下段病变，转入我院行精查和治疗。

【嗜　好】 饮酒 40 年，每天 3 杯兑水威士忌。无吸烟史。

▐ 1. 观察时的注意点

在浅表性食管癌中，浸润深度浅的 T1a-EP/LPM（黏膜内癌/浅层浸润癌）病变，淋巴结转移率极低[1]，通过内镜切除就能得到完全根治。

但是，对于浸润深度浅的**食管鳞癌**来说，很多时候**仅凭普通白光观察是很难确诊的**，建议**联合 NBI 观察以提高其辨识度**[2]。观察的步骤是**先在 NBI 不放大观察下找出茶褐色区域**，如果见**袢状的 IPCL 增生**，并且 **NBI 放大下 IPCL 中可见伴有四征**（扩张、蛇行、粗细不均、形态不一）的**异型血管**，即可诊断为**食管鳞癌**。如果异型血管仍保有袢状结构（Type B1 血管），则病变的浸润深度很可能停留在 EP/LPM[3]。

另外，还有一种**食管鳞癌**，即便联合 NBI 观察也**无法检出**（即所谓的"NBI 阴性"）。在笔者的研究中发现，大多数在 NBI 下观察不到的浅表性食管鳞癌，背景黏膜**碘染后呈多发性不着色**[4]。

观察时的要点

①通过普通白光观察发现食管病变时，着眼于有无黏膜凹凸不平、发红、血管透见消失的区域。在最早期的 T1a-EP/LPM 癌中，呈轻微改变的情况比较多。另外，由于观察食管黏膜时容易成切线方向，所以，通过调节空气量，利用食管的蠕动来仔细观察是很重要的。

②在 NBI 下观察黏膜的茶褐色区域。不过，一旦空气量较多，茶褐色区域就会变淡，这样就会增加漏诊的风险，所以不要过度充气伸展食管壁，这是非常关键的。

③ 碘染观察下，炎症等非癌病变部位也会呈现不着色区。喷洒碘 2～3 分钟后，如果病变部位出现粉红征（不着色区变成粉红色），则很可能是食管鳞癌。

可见,NBI 虽然对发现浅表性食管鳞癌极为有利,但也并非十分有效。因此,对存在斑驳样食管的患者,一定要注意在 NBI 观察之后追加碘染观察。

2. 如何判断内镜所见

(1)普通白光观察

食管中段右侧可见直径约 10 mm 的平坦发红区域,且树枝状血管透见降低。通过注气,病变伸展良好(图 1 ◎所示)。仅凭普通白光观察,难以辨认病变。

(2)NBI 观察

NBI 下清晰地描绘出病变是树枝状血管网中断的茶褐色区域(图 2 ◎所示)。低倍放大观察与茶褐色区域一致,血管间背景黏膜颜色和祥状扩张的 IPCL 增生同样呈茶褐色(图 3)。中倍~高倍放大观察,可见 Type B1 血管,伴有"扩张、蛇行、粗细不均、形态不一"四征,存在祥状结构(图 4A ⇨所示)(图 4)。

(3)碘染

碘染后,病变部位与普通白光下的红色区域、NBI 下的茶褐色区域一致,呈边界清晰的不规则不染区,粉色征阳性(图 5 ⇨所示)。

内镜诊断 食管鳞癌(T1a-EP/LPM)

3. 病理诊断

图 6 是福尔马林固定后的碘染标本图。

图 7 对应 NBI 放大观察到 Type B1 血管位置(图 6 ---所示)的病理图。虽然癌组织向黏膜固有层挤压性生长,但尚未到达黏膜肌层,浸润深度诊断为 T1a-LPM。

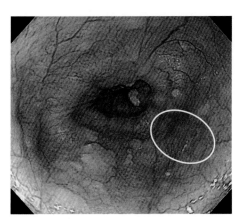

图 1　**普通白光**

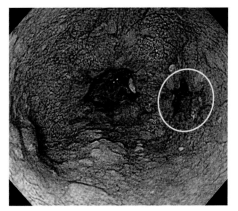

图 2　**NBI**

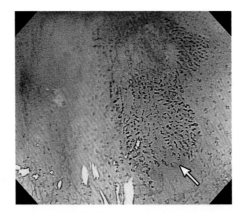

图 3　NBI 低倍放大

A）病变口侧

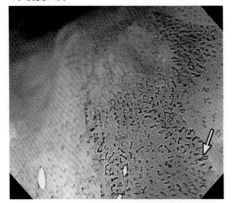

B）病变肛侧

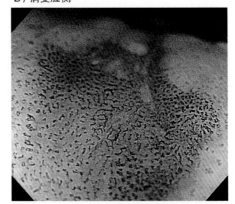

图 4　NBI 中倍放大

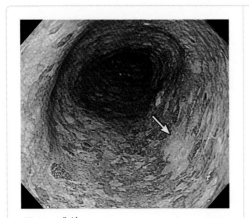

图 5　碘染

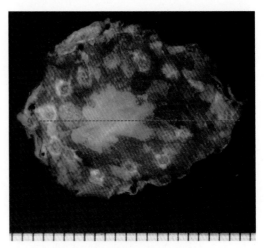

图 6　福尔马林固定后的碘染标本

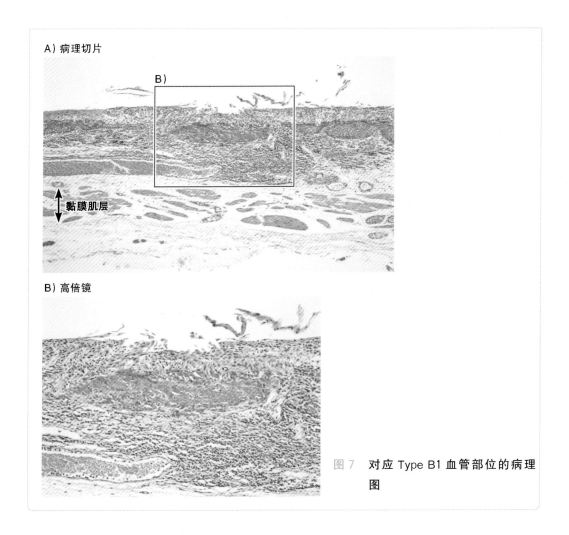

A) 病理切片

B)

黏膜肌层

B) 高倍镜

图 7　对应 Type B1 血管部位的病理图

最终诊断 pType 0-Ⅱb,7 mm×6 mm,SCC,pT1a-LPM,INFa,ly(－),v(－),pHM0,pVM0

参考文献

［1］「食道癌诊断・治疗ガイドライン 2012 年 4 月版」(日本食道学会／编),金原出版,2012

［2］Muto M,et al:Early detection of superficial squamous cell carcinoma in the head and neck region and esophagus by narrow band imaging:a multicenter randomized controlled trial. J Clin Oncol,28:1566-1572,2010

［3］小山恒男,他:食道表在癌的诊断:IEE 拡大観察の限界. 消化器内視鏡,28:374-380,2016

［4］Goda K,et al:Narrow-Band Imaging Magnifying Endoscopy versus Lugol Chromoendoscopy with Pink-Color Sign Assessment in the Diagnosis of Superficial Esophageal Squamous Neoplasms:A Randomised Noninferiority Trial. Gastroenterol Res Pract,2015:639462,2015

二、肿瘤与非肿瘤的鉴别及浸润深度诊断

（二）病例

病例3 食管鳞癌（MM/SM1）

土橋 昭，郷田憲一，廣岡信一

病例 **3**

【患　者】 男性，60多岁。

【现病史】 因急性胆囊炎入院，期间行胃镜检查发现食管病变。活检病理回报示：食管鳞癌。

▼ 1. 观察时的注意点

（1）降低食管早癌漏诊风险的要点

仅使用普通白光观察，很难发现无凹凸不平的表面平坦型（0-Ⅱb型）食管鳞癌。但是，**区别于食管正常黏膜中存在的血管网透见**，便可较为容易发现0-Ⅱ型食管鳞癌细微的颜色变化及粗糙的表面。该例若仔细观察，普通白光下也能够发现病变。

此外，要降低以0-Ⅱ型为代表的**食管早癌漏诊率**，最重要的一点是，需要**联合NBI对可疑病变部位进行观察**。该例在NBI下，可见边界清晰的茶褐色区域，很容易就能发现病变。

（2）浅表性食管癌观察要点

当浅表性食管癌最大径超过50 mm时，诊断浸润深度将会比较困难，需要仔细观察病变是否存在**隆起**（大小、高度、颜色），**凹陷**（边缘隆起、双重凹陷、糜烂、溃疡）。在此基础上，利用NBI放大内镜，确认病变是否存在AB分型[1]中的**B2、B3型血管**及**无血管区（AVA）**。

观察时的要点

①进行普通白光观察时，要注意表面不整区域及颜色变化。

②进行NBI放大观察时，不要直接采用高倍放大，首先使用中倍观察病变边界及病变整体的血管表现。

③使用中倍观察病变整体情况后，对有可能存在隆起、凹陷及Type B2、B3血管的部位，再进行高倍放大观察。

④采用高倍放大观察时，吸气可使内镜更容易接近病变并降低出血风险。

2. 如何判断内镜所见

(1) 普通白光观察

可见食管中段 5 点方向存在血管透见消失的平坦发红病变(图 1A),病变肛侧伴有大小约 3 mm 的隆起(图 1B)。

(2) NBI 观察

NBI 下可见边界较为明显的茶褐色区域(图 1C)。中倍放大观察,可见隆起部位及左边口侧存在 AB 分型的 Type B2 血管(图 1D➡所示)。高倍放大观察,可见祥状结构消失的细长异型血管,可以诊断为 Type B2(图 1E,F➡所示)。

为了对隆起和口侧的 Type B2 血管部分取材,进行内镜下黏膜剥离术(ESD)时,使用针状黏膜刀进行两点标记后(图 1G⇨所示),对病变进行了完整切除。然后,在同一部位进行切片取材(图 2)。

(3) 碘染观察

进行碘染后对应的茶褐色区域呈现不染(图 1H)。

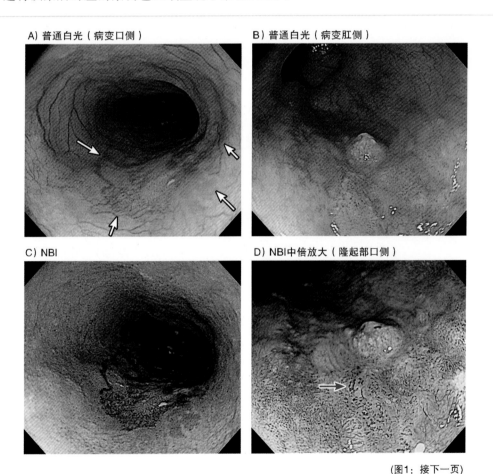

A) 普通白光(病变口侧)

B) 普通白光(病变肛侧)

C) NBI

D) NBI中倍放大(隆起部口侧)

(图1:接下一页)

E）NBI高倍放大（隆起部口侧）

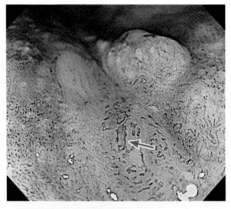

F）NBI高倍放大（隆起部）

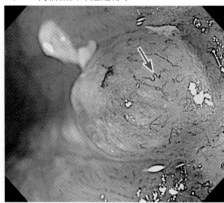

G）NBI高倍放大（两点标记）

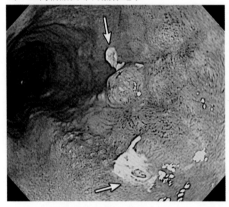

H）碘染

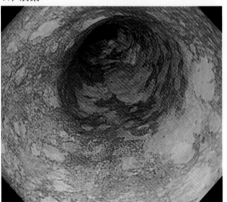

图1　上消化道内镜检查

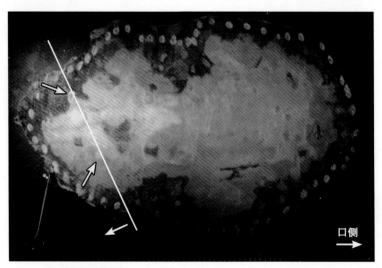

图2　实体显微镜图
⇨灼烧进行两点标记

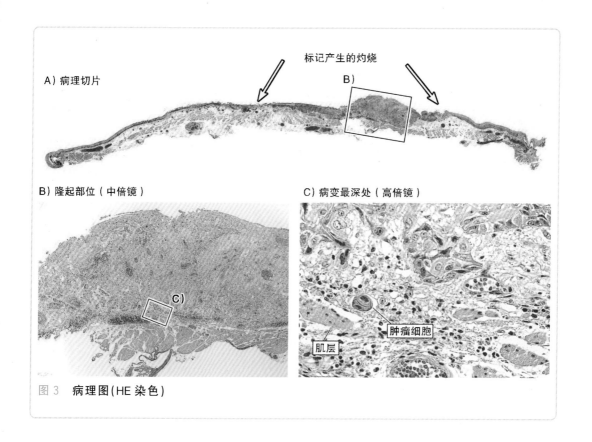

A) 病理切片

标记产生的灼烧

B)

B) 隆起部位（中倍镜）

C)

C) 病变最深处（高倍镜）

肿瘤细胞

肌层

图 3　病理图(HE 染色)

内镜诊断　食管鳞癌（推测浸润深度 T1a-MM/T1b-SM1）

3. 病理诊断(图 3)

　　与碘染不着色区一致，可见鳞癌增生(图 3A)。癌变部位虽大部分集中在黏膜固有层，但隆起部位的癌肿已浸润至黏膜肌层(图 3B、C)，浸润深度为 T1a-MM。

最终诊断　Mt,Type 0-Ⅱc＋Ⅱa,65 mm×40 mm,SCC(Wel),pT1a-MM,INF b, ly1,v1,pHM0,pVM0

参考文献

[1]　Oyama T,et al：Prediction of the invasion depth of superficial squamous cell carcinoma based on microvessel morphology：magnifying endoscopic classification of the Japan Esophageal Society. Esophagus, in press(2016)

二、肿瘤与非肿瘤的鉴别及浸润深度诊断

（二）病例

病例4　食管鳞癌（SM2以上）

吉永繁高，田中優作，関根茂樹

病例 ④

【患　者】　男性，70多岁。

【现病史】　因贫血待查入院，行胃镜检查时发现进展期胃癌和食管病变。

▌ 1. 观察时的注意点（图1）

通常隆起较高的0-Ⅰ型（隆起型病变）及发生溃疡的0-Ⅲ型（凹陷型病变）浅表型食管癌常为SM浸润癌。而对于0-Ⅱa型和0-Ⅱc型等平坦型病变，当发现颜色有差别，伴有糜烂凹陷，隆起内部性状发生变化，以及表面结构模糊时，应怀疑已进展至深部浸润。此外，通过**改变空气量来推测病变的整体硬度**，也有助于诊断SM浸润癌。因此进行NBI放大观察时，要特别留意上述可能存在深部浸润的表现。

在该例中也发现，利用充气对食管壁进行了扩张，但病变伸展性很差（图1A），且隆起部位较高（图1B），考虑存在深部浸润的可能。

此外，顶部略微凹陷，需要重点针对该部位进行NBI观察，但由于观察时内镜接触到病变会造成出血（图1D），导致后续的观察无法顺利进行，因此需要**安装放大黑帽，且在图像稳定后稍微回拉内镜**。同时也要考虑**观察的顺序**，确保即使出血也不会影响对重要部位的观察。

此外，由于食管病变往往是沿切线方向观察，因此在NBI观察时要朝着便于观察的方向旋转内镜。

观察时的要点

①要根据普通白光观察表现，判断后续NBI下重点观察的部位。

②进行NBI观察时，要避免因内镜接触病变产生出血（安装放大黑帽，回拉内镜，考虑观察顺序等）。

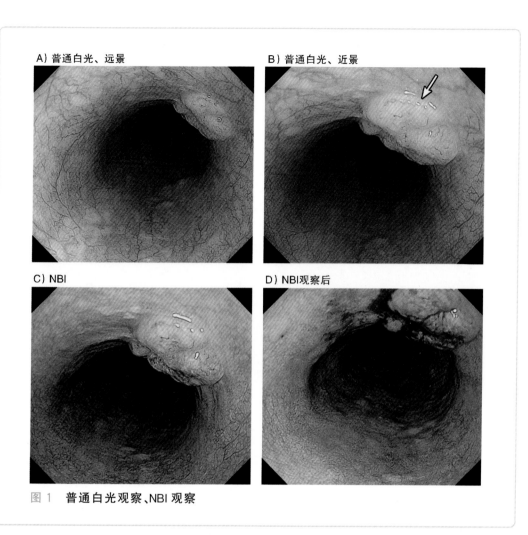

C) NBI　　　D) NBI观察后

图 1　普通白光观察、NBI 观察

▌ 2. 如何判断内镜所见(图 1、2)

(1)普通白光观察

如前所述,食管壁充气扩张后见病变部位的伸展性差(图 1A),且病变隆起程度高(图 1B),顶部略微凹陷,由此判断已浸润至 SM 深层。此外,由于口侧**表面光滑且有光泽**,因此存在**病变被上皮覆盖的可能**(图 1B ⇨所示)。

(2)NBI 观察

NBI 下,病变虽然略显褐色,但未观察到明显茶褐色特征的颜色变化,仅在顶部见到一些色斑(图 1C)。

对病变口侧进行放大观察,见乳头状结构消失的异型血管,散在可见扩张的血管(图 2A)。其旁存在扩张比较明显的血管,**直径是周围血管的三倍以上,诊断为 AB 分型的 Type B3 血管**(图 2B ⇨所示)。凹陷内也存在同样类型的血管,但与口侧相比异型扩张程度较弱(图 2C)。肛侧也存在扩张血管,但没有口侧明显(图 2D、E)。

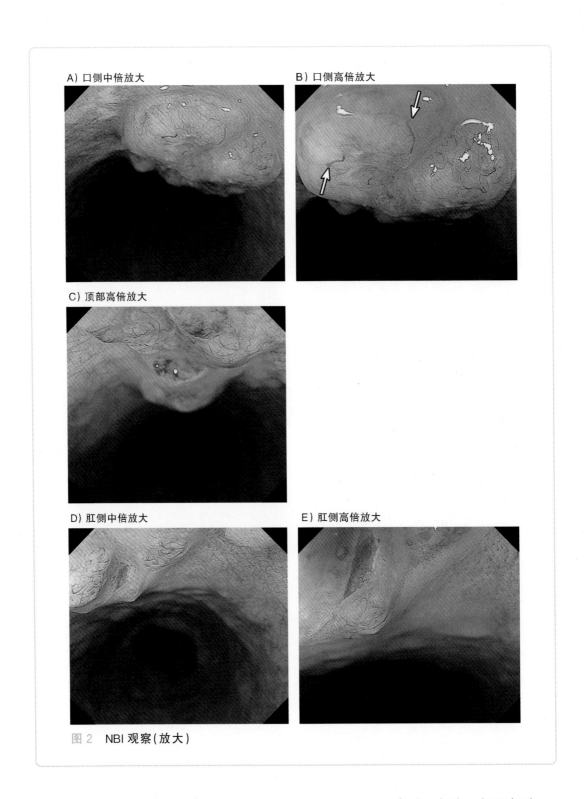

A）口侧中倍放大

B）口侧高倍放大

C）顶部高倍放大

D）肛侧中倍放大

E）肛侧高倍放大

图2　NBI观察（放大）

综上，病变大部分为 Type B2 血管，浸润深度为 M3～SM1，但在口侧中心部观察到 Type B3 血管，浸润深度为 SM2～3。

(3)碘染后观察

碘染后,病变口侧呈现颜色深浅不同的染色区域,因此可认为上皮还有少许残留(图 3A)。中央部位向肛侧,可见斑驳的碘不着色区,可认为该部位肿瘤已露出(图 3B)。

综上,通过碘染观察,可预测病变以黏膜下层为中心发展,不能排除特殊型食管癌的可能。

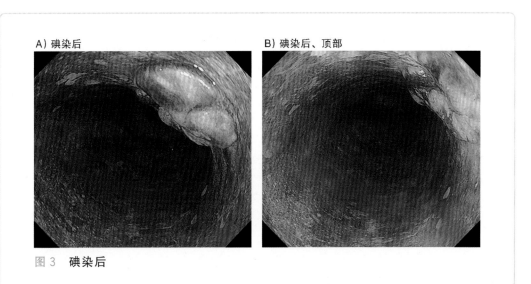

A)碘染后　　　　B)碘染后、顶部

图 3　碘染后

（内镜诊断）浅表型食管癌(肉眼型 cType 0-Ⅰ＋Ⅱc,浸润深度 cT1b-SM2～3)

3. 病理诊断(图 4)

整体观察标本,肿瘤边界清楚呈推挤式生长(图 4B)。细胞分化差,角化不明显,诊断为低分化鳞癌,间质淋巴细胞浸润明显(图 4C)。无明显纤维间质。肿瘤浸及黏膜下层,接近固有肌层(图 4D)。肿瘤表面被覆正常鳞状上皮,仅从标本上来看,鳞状上皮内部的病变情况还不明显(图 4E)。

A）取材标本定位图

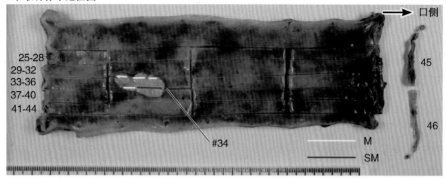

口侧

25-28
29-32
33-36
37-40
41-44

45

46

#34

M

SM

B）#34病理切片

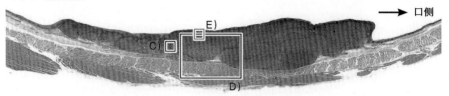

口侧

E）

C）

D）

C）#34病理图（HE染色，中倍镜）

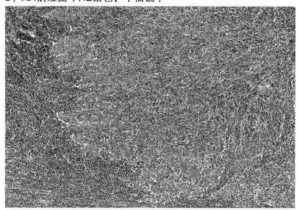

D）最深处病理图（HE染色，低倍镜）

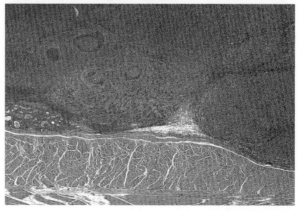

（图4：接下一页）

E) 表层病理图（HE 染色，中倍镜）

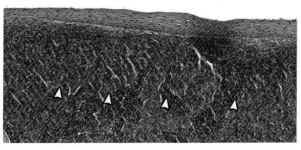

F) 病理图与内镜图的对比

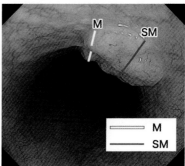

图 4　取材标本和病理图

C) 周围可见伴随淋巴结浸润的低分化鳞癌灶

D) 肿瘤呈推挤式生长，已浸润至固有肌层上方

E) 肿瘤表面被覆正常鳞状上皮（▷所示）

最终诊断　Mt，26 mm × 11 mm，Type 0-Ⅱa，por SCC，pT1b，INFa，ly0，v0，IM0，pPM0，pDM0，pRM0，无多发癌瘤，pN2(4/96)，SM0，fStage Ⅱ

二、肿瘤与非肿瘤的鉴别及浸润深度诊断

（二）病例

病例5　食管鳞癌（进展期癌）

桑原洋紀，野中　哲

病例5

【患　者】　男性，70多岁。

【现病史】　主诉胸闷，行胃镜检查后发现进展期食管癌。

▚ 1. 观察时的注意点

由于肌层以下的深部浸润信息表现在病变表面，不需要借助NBI放大观察也可以获取相关信息，因此，对于**明显的进展期癌（特别是巨大的溃疡性病变）**，放大内镜的作用不大。虽然病变越深，其深部浸润信息就越难表现在肿瘤表面，但相关研究报告表明，在病变已浸润至SM2以深的情况下，可以观察到AB分型的Type B3血管，即"高度扩张且不规则的血管"[1]。

此外，由于食管管腔狭窄，当观察已浸润至肌层的肥厚性肿瘤时，**内镜插入常会引起病变出血**，因此须**在进镜时进行NBI观察**。

鉴于以上几点，本院对于已诊断为**进展期食管癌的病例**，**一般不使用放大内镜**。要确定浸润深度，普通白光观察已经足够，在观察时通过调节空气量就可以判断食管壁内的肿瘤大小。除此以外，超声内镜（EUS）可以扫描食管壁构造，对于浸润深度的诊断极其重要。

▚ 2. 如何判断内镜所见

（1）普通白光观察

在普通白光观察下，食管中段前壁可见发红的不规则隆起型病变，隆起部位周围伴有黏膜粗糙（图1）。注气后隆起部位的食管壁变形也不明显，提示肿瘤较大。

（2）NBI观察

NBI下，包括周围的粗糙黏膜在内，均呈茶褐色改变（图2），低倍放大图像显示，周围的粗糙黏膜存在AB分型的Type B1的祥状血管构造（图3A），但病变中央略靠近口侧的血管密度较稀疏，难以判断血管类型（图3B）。中央处管腔狭窄，难以进行放大观察。

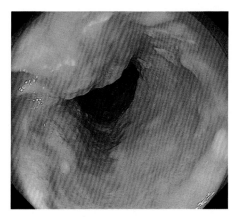

图1　普通白光观察图像

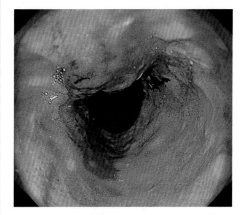

图2　NBI观察图像

A）边缘部位（⇨Type B1血管）　　　B）隆起部口侧（⇨血管粗糙区域）

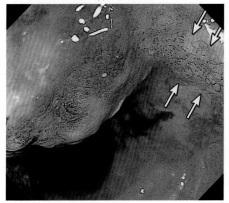

图3　NBI低倍放大图像

（3）碘染观察

碘染观察，包括周围粗糙黏膜在内出现边界分明的不染区（图4），吸气后**未见隆起发生形态变化**，疑为进展期癌（图5）。

（4）超声内镜检查（EUS）

超声内镜显示，正常的食管管壁结构消失，呈低回声肿瘤（图6▷所示）。外侧边缘回声区凹凸不平且不规则，诊断浸润深度为cT3（图6）。具体治疗方案为，先行术前化疗，再行外科手术，对该患者实施了两个疗程的FP方案化疗。化疗后的内镜评估显示肿瘤缩小（图7），判断为IR/SD（未完全缓解/稳定：残留一个以上的非靶病灶或肿瘤标记物超过正常值上限），按原治疗方案进行了外科手术。

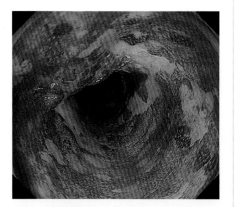

图 4　碘染图

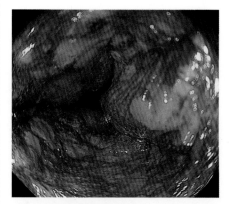

图 5　碘染图(吸气时)

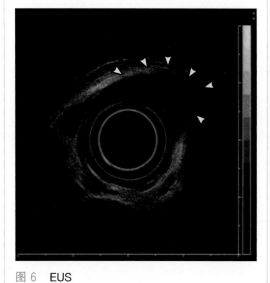

图 6　EUS

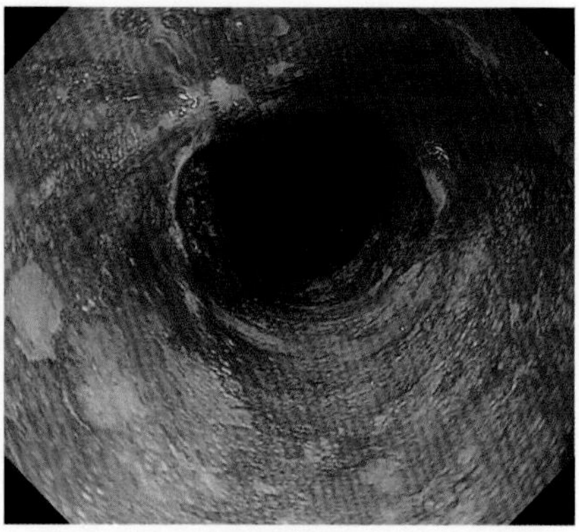

图 7　化疗后的碘染图

本例要点

①进展期食管癌使用放大内镜不是特别有效。

②在普通白光观察下,调节空气量即可判断肿瘤的厚度(体积)。

③超声内镜(EUS)对于浸润深度的诊断非常重要。

(内镜诊断)　食管鳞癌(浸润深度 T3)

3. 病理诊断

(1)肉眼所见

化疗后进行食管次全切获得该标本。可见胸部食管存在碘染不着色区,并伴有管壁纠集的凹陷型病变(图 8)。

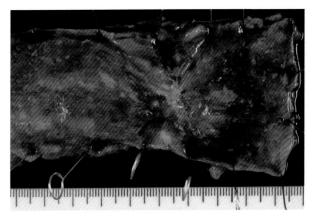

图8 新鲜手术标本的碘染图

A）病理切片

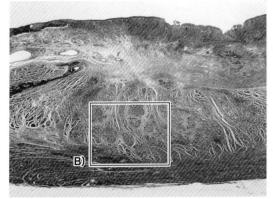

B）固有肌层浸润部位

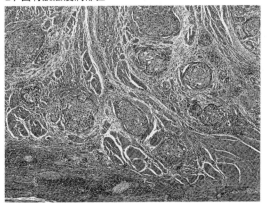

图9 病理图

可见浸润至固有肌层的中分化鳞癌生长

（2）病理诊断

可见已浸润至固有肌层的中分化鳞癌生长（图 9A、B）。化疗后病理组织学评估为 Grade 1b 级。

最终诊断 Mt, 24 mm×14 mm, CT-Type 5b, SCC T2, INFb, ly0, v0, pPM0, pDM0, pRM0

参考文献

[1] Oyama T, et al: Prediction of the invasion depth of superficial squamous cell carcinoma based on microvessel morphology: magnifying endoscopic classification of the Japan Esophageal Society. Esophagus, in press(2016)

二、肿瘤与非肿瘤的鉴别及浸润深度诊断

（二）病例

病例6　Barrett食管（SMM）

土橋　昭，郷田憲一，廣岡信一

病例 6

【患　者】　男性，60多岁。

【现病史】　体检行胃镜检查时发现胃食管结合部病变。活检病理示：怀疑高分化腺癌。

▶ 1. 观察时的注意点

如果胃食管结合部（EGJ）伸展不充分（图 1A），则很难对 EGJ 进行详细观察，无法发现病变。此时，**让患者深吸气，使 EGJ 充分伸展**。本例也是通过深吸气，观察到 2 点、10 点方向的 Barrett 黏膜，以及 2 点方向的发红病变（图 1B ▷所示）。此外，在**内镜前端安装放大黑帽的情况下，或对食管裂孔疝的病例追加疝内反转观察**，能更详细地观察 EGJ 的状况。进行反转观察时，**不仅要用到向上镜角**（up angle），**还要配合使用左右镜角**，使内镜前端达到最大弯曲，这样才会更加容易观察病变。

A）普通白光（进镜）

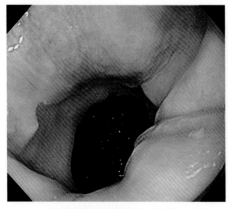

B）普通白光（深吸气时）

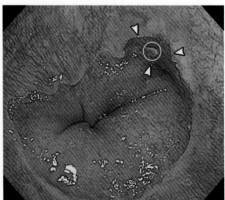

图 1　上消化道内镜检查（普通白光）

观察时的要点

①在普通白光下,若发现 Barrett 黏膜,则需注意颜色变化、凹凸状况及范围。

②进行 NBI 放大时,将病变置于 6 点方向观察,难以固定内镜时,可考虑反转观察。

③NBI 放大观察中,首先通过低倍~中倍放大,重点观察病变黏膜异常状况及是否存在边界,对 Barrett 食管进行整体观察。

④在低倍~中倍 NBI 放大观察发现有疑似癌变时,通过高倍放大进行详细观察,进一步查找有无异型血管(蛇行或口径不一等)。

Barrett 腺癌早期发现的要点

Barrett 腺癌(黏膜内癌)有以下 3 个指征。

①位于右侧壁(尤其是 2 点方向)。②发红。③食管下段的栅状血管透见降低。

2. 如何判断内镜所见

(1)普通白光观察

EGJ2 点方向可见呈舌状突出直径约 10 mm 的发红病变。病变内可见鳞状上皮岛,呈轻微凹陷(考虑是初次检查时活检所致,图 1B ➡所示)。

(2)NBI 观察

NBI 观察呈较浅的茶褐色区域,与发红区域一致(图 2A)。低倍~中倍放大观察,病变的黏膜图案微小化,边界相对清晰(图 2B~D ⇨所示)。反转内镜观察到病变的肛左侧,黏膜形态虽然完好,但小而密集,因此,可判断边界存在(图 2D ⇨所示)。高倍放大观察,可以看到密集分布的小型腺管开口状结构,与鳞状圆柱上皮相接,伴有网状血管结构(图 2E)。未见怀疑鳞状上皮下浸润的表现。

内镜诊断 Barrett 腺癌/黏膜内癌

3. 病理诊断(图 3、4)

实体显微镜下,对 ESD 完整切除标本进行了取材(图 3)。

可见与食管鳞状上皮邻接的平坦凹陷型病变(图 4A ━所示)。病理下表现,显示与病变部位一致,核大深染细胞构成的异型腺管不规则扩张与分支,可判断为高分化管状腺癌。从内镜下观察对 EGJ 的判定较为困难,但病理组织学上可见癌附近黏膜肌层的双层结构和食管固有腺(图 4B、C)。

由此诊断,本例是以 Barrett 食管为背景发展而来的 Barrett 腺癌。

A）NBI

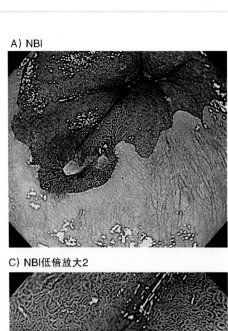

B）NBI低倍放大1

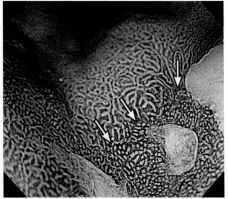

C）NBI低倍放大2

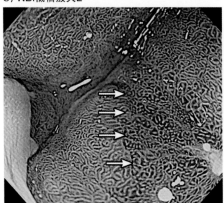

D）NBI低倍放大，反转观察

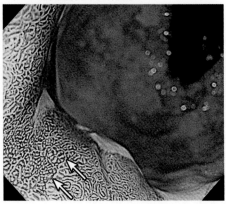

E）NBI高倍放大，反转观察

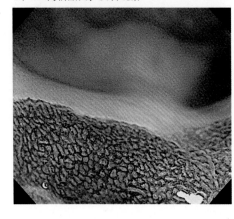

图2　上消化道内镜检查(NBI)

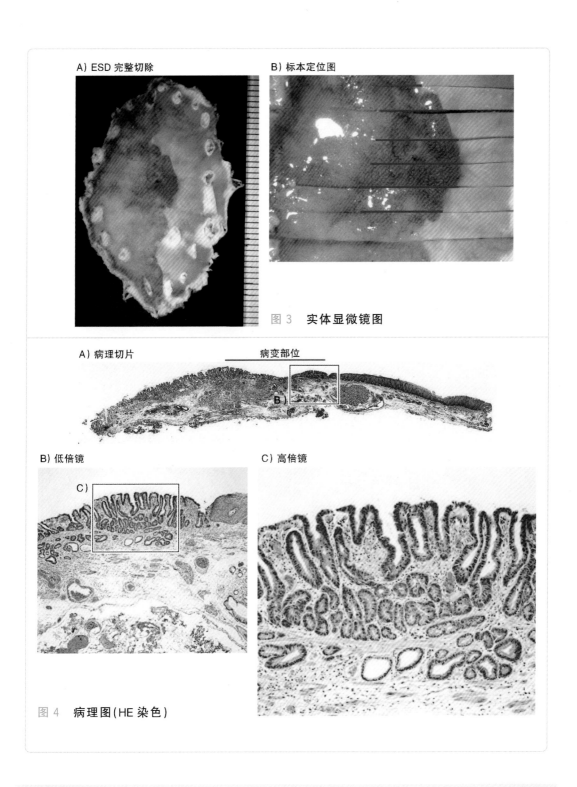

A) ESD 完整切除

B) 标本定位图

图 3　实体显微镜图

A) 病理切片

病变部位

B)

B) 低倍镜

C)

C) 高倍镜

图 4　病理图（HE 染色）

最终诊断　Type 0-Ⅱc,12 mm×8 mm,tub1,pT1a-SMM,ly(－),v(－),HM0,VM0

二、肿瘤与非肿瘤的鉴别及浸润深度诊断

（二）病例

病例7　Barrett食管腺癌（SM3）

土桥　昭，郷田宪一，廣冈信一

病例 7

【患　者】　男性，50 多岁。

【现病史】　腹部超声检查提示十二指肠附近囊性肿物，进一步行上消化道内镜检查，发现伴有隆起型病变的 Barrett 食管。活检病理回报：高分化腺癌。

▼ 1. 观察时的注意点

Barrett 黏膜是 Barrett 腺癌的背景来源，若观察可见 Barrett 黏膜，务必进行仔细的观察。对属于内镜治疗适应证的 M 癌[1]，除了**右侧壁**（尤其是 2 点方向）、**发红**等特征以外，观察时还需特别留意，**食管下段的栅状血管透见降低**，这是平坦型癌的特征之一。正如本例一样，**隆起型病变多为 SM 癌**。

此外，随着 Barrett 黏膜变长，食管腺癌的发病风险也会上升。因此，对 3 cm 以上的全周型长节段 BE（LSBE），需要使用**放大 NBI 定期复查**。此外，由于 LSBE 中 **Barrett 腺癌存在同时多发的可能**，在发现一处病变后，需要继续对 Barrett 黏膜整体进行详细的观察，检查是否同时存在多发病灶。

观察时的要点

①发现 Barrett 黏膜后，需要仔细观察，时刻考虑有合并 Barrett 腺癌的可能。

②普通白光观察下发现早期 Barrett 腺癌的要点：右侧壁（尤其是 2 点方向）；发红；食管下段的栅状血管透见降低。

③依次通过低倍～中倍放大对 Barrett 黏膜整体进行 NBI 放大观察后，若存在可疑病变，如有边界、隆起、凹陷等，可调高放大倍率进一步行放大观察。

④在较长的 Barrett 黏膜、Barrett 食管（尤其是 LSBE）中，癌的发生率较高，需多加注意。

⑤若为平坦型，即使用放大观察也很难诊断是否为癌。在无法判断时，应积极采取活检病理加以确认。

2. 如何判断内镜所见

(1)普通白光观察

白光下见长径约 5 cm 的 Barrett 黏膜(图 1A)。胃食管结合部可见直径约 15 mm 的发红隆起型病变(图 1B、C),隆起边界较清晰。周围还可观察到鳞状上皮岛(图 1C ⇨ 所示)。切线方向的观察较为困难,但在隆起病变肛侧缘见一处凹陷发红黏膜,易出血(图 1D)。喷洒靛胭脂后倒镜下观察,凹陷处伴有边缘性隆起(图 1E ⇨ 所示),且凹陷边缘不规则,表面粗糙。

(2)NBI 放大观察

隆起部位可见大小不一、凹痕样结构的不规则黏膜(图 1F),此外还观察到**明显扩张**、不规**则蛇行**、**形状不一**的异型血管(图 1G ▶ 所示)。反转观察,可见隆起部肛侧的凹陷处有明显的边界(图 1H ⇨ 所示),以及大小不一、形状各异的**不规整表面构造**,存在明显**扩张的**不规则**蛇行异型血管**。

(3)超声内镜检查(EUS)

使用 20 MHz 的微型探头,通过吸气水充盈法进行了超声内镜检查。食管壁共显示 7 层,肿瘤部位呈低回声,所在的第 2 层明显增厚。虽然 7 层当中,位于肿瘤正下方的第 3 层出现变薄,但无明显断裂(图 2)。

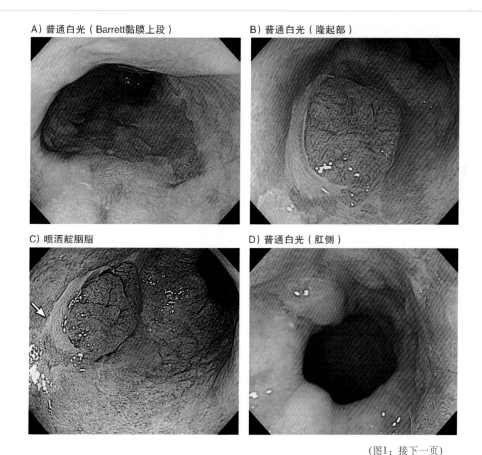

A)普通白光(Barrett黏膜上段)　　B)普通白光(隆起部)

C)喷洒靛胭脂　　D)普通白光(肛侧)

(图1:接下一页)

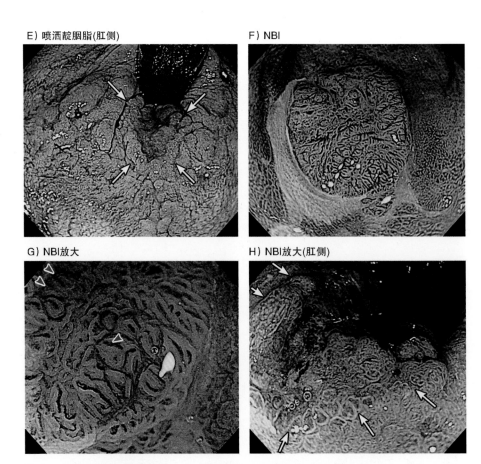

图1 上消化道内镜检查

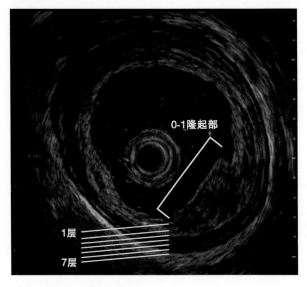

图2 超声内镜检查(EUS)

根据以上观察,诊断为 Barrett 腺癌(SM 浸润),进行了外科手术切除。

内镜诊断 Barrett 腺癌(SM 浸润)

◤ 3. 病理诊断

隆起部为乳头状腺癌,腺体形成乳头管状结构,肿瘤细胞核增大(图 3A)。腺体呈浸润性生长至黏膜下层(图 3B)。可见鳞状上皮岛(图 3A ➤所示)、扩张的食管固有腺(图 3A ＊所示),以及黏膜肌双层结构,因此可诊断为在长径约 70 mm 的 LSBE 基础上发展的 Barrett 腺癌。

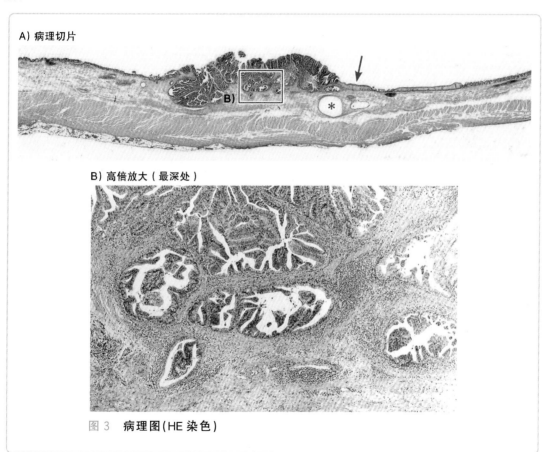

A) 病理切片

B) 高倍放大（最深处）

图 3 病理图(HE 染色)

最终诊断 Type 0-Ⅰ＋Ⅱc＋Ⅱb,Barrett 腺癌 pap pT1b-SM3(1500 μm),INFb,ly2, v1,N0,M0,PM0,pDM0,pRM0

参考文献

[1] Goda K,et al:Current status of endoscopic diagnosis and treatment of superficial Barrett's adenocarcinoma in Asia-Pacific region. Dig Endosc,25 Suppl 2:146-150,2013

三、治疗适应证的诊断逻辑与过程

古橋広人，郷田憲一，炭山和毅

> **要　点**
>
> ①不管肿瘤大小，以肉眼分型及 AB 型为标准，预测其浸润深度，制定治疗方案。
> ②必要时可追加超声内镜检查（EUS）。

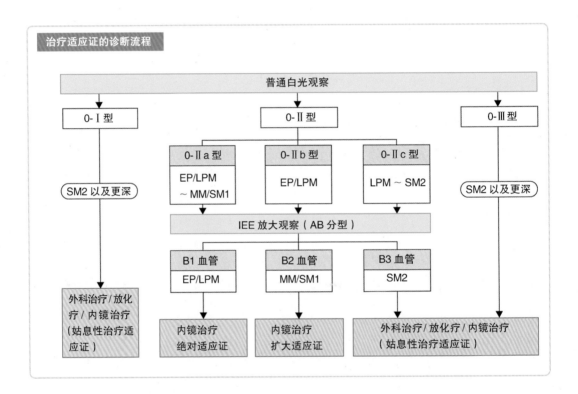

治疗适应证的诊断流程

普通白光观察

| 0-Ⅰ型 | 0-Ⅱ型 | 0-Ⅲ型 |

0-Ⅰ型 → SM2 以及更深 → 外科治疗/放化疗/内镜治疗（姑息性治疗适应证）

0-Ⅱ型：0-Ⅱa型（EP/LPM ～ MM/SM1）、0-Ⅱb型（EP/LPM）、0-Ⅱc型（LPM ～ SM2）

IEE 放大观察（AB 分型）

B1 血管（EP/LPM）→ 内镜治疗绝对适应证
B2 血管（MM/SM1）→ 内镜治疗扩大适应证
B3 血管（SM2）→ 外科治疗/放化疗/内镜治疗（姑息性治疗适应证）

0-Ⅲ型 → SM2 以及更深 → 外科治疗/放化疗/内镜治疗（姑息性治疗适应证）

逻辑 ① 肉眼分型下制定治疗方案

按照《食管癌诊断与治疗指南》（2012 年 4 月版）[1]，应根据肉眼分型来制定治疗方案，具体做法如上图所示。特别是针对内镜治疗适应证，做出了如下详细叙述。此外，内镜治疗后的流程如图 1 所示。

(1)绝对适应证

浸润深度小于等于 EP/LPM（当病灶环达 3/4 周以上时，需要预防食管狭窄，并对症处理）。

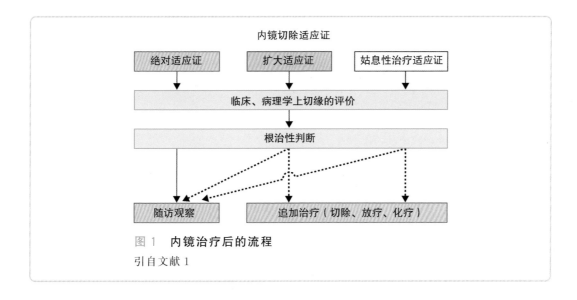

图 1　内镜治疗后的流程

引自文献 1

(2)扩大适应证

浸润深度在 MM/SM1(浸润距离 200 μm)**之内**。以淋巴结转移率[参考绪论-二-(一)]为标准,做出详细的基础状态和手术风险评估,制定相应的治疗方案。

(3)姑息性治疗适应证

SM2 以及更深的情况下,以控制局部病变为目标的治疗属于姑息性治疗适应证。无法进行手术、放疗、化疗的病例(如操作困难、胃管型重建困难、根治性放疗后复发、肾衰竭等脏器障碍并发症等)多为姑息性治疗适应证。

 确定治疗适应证的诊断流程

(1)基本思路

①普通白光观察下为 0-Ⅰ 型、0-Ⅲ 型时,推测浸润深度在 SM2 以及更深,**一般首选外科治疗、放化疗**。内镜治疗仅限于姑息性治疗适应证。

②0-Ⅱ型时,进行 NBI 放大观察,捕捉病变内血管形态变化,更加准确地预测浸润深度。

③怀疑为 T1a-MM 以及更深时,可考虑追加 EUS 检查。发现黏膜下层回声变薄、消失时,提示已浸润到黏膜深层或固有肌。

下面,以日本食管学会 AB 分型为标准作简要概述[详细内容请参考**绪论-二-(一)**]。

- 仅可见 B1 血管、AVA-small 时,浸润深度为 EP/LPM,内镜治疗为绝对适应证。
- 可见 B2 血管或 AVA-middle 时,浸润深度为 MM/SM1,内镜治疗为扩大适应证。
- 可见 B3 血管或 AVA-large 时,浸润深度为 SM2 以及更深,首选外科治疗/放化疗,内镜治疗仅限于姑息性治疗适应证。

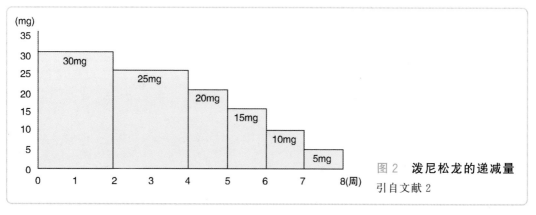

图 2　泼尼松龙的递减量
引自文献 2

(2) 表浅扩大型食管癌

表浅扩大型食管癌是指病变最大直径≥5 cm 的 0-Ⅱ型浅表型食管癌（大而表浅）。在表浅扩大型食管癌中，会有多处深度浸润的可能。使用 NBI **中倍放大进行整体观察**后，若发现**凹凸不平**或**高度扩张的血管**，可继续调高倍率进行详细的浸润深度诊断。另外，如有局部明显隆起、凹陷，对应追加 EUS 检查。

(3) 内镜治疗后食管狭窄

内镜治疗后黏膜缺损如果超过 3/4 周，术后形成食管狭窄的概率很大。若形成严重的食管狭窄，需要进行多次内镜下球囊扩张，患者的 QOL 将显著下降。此外，在老龄人群中，术后食管狭窄**会引起误吸性肺炎等致命损害**，因此需要尽量避免。最近有报道指出，作为预防术后狭窄的方法，采用口服皮质类固醇法及类固醇局部注射，能有效减轻狭窄，目前正在全国范围内快速普及。

【例：类固醇局部注射法】
氟羟氢化泼尼松（康宁克通-A®）＋生理盐水
（溶解浓度：4～10 mg/ml。一次局部注射量：2～5 mg）
※每隔 1～2 cm 对治疗创面的黏膜下层进行局部注射
※注意避免注射到肌层
【例：类固醇内服法】
泼尼松龙（泼尼松®）的服用量从每日 30 mg 开始，按图 2 所示逐渐减少

(4) 淋巴结转移概率及外科手术风险的判断

如果内镜术后病理回报浸润深度为 T1a-EP/LPM，但没有达到脉管侵袭阴性（ly0、v0）及切缘阴性（HM0、VM0）的根治性切除效果时，应考虑局部复发和术后淋巴结转移的风险，需要根据不同的病例情况，要求患者密集随访或追加治疗（内镜治疗、外科治疗、放化疗）。尤其是接受外科治疗的患者手术风险较大（手术相关死亡率 3%），可以根据患者的情况选择保守治疗。

参考文献

［1］「食道癌诊断・治疗ガイドライン 2012 年 4 月版」（日本食道学会/编），金原出版，2012
［2］Yamaguchi N，et al：Usefulness of oral prednisolone in the treatment of esophageal stricture after endoscopic submucosal dissection for superficial esophageal squamous cell carcinoma. Gastrointest Endosc，73：115-1121，2011

四、检查报告的写法

古橋広人，郷田憲一，炭山和毅

> **要 点**
>
> ①必须记录病变到门齿的距离和标志性特征，明确病变的所在位置。
> ②分别描述白光观察、NBI 观察、NBI 放大观察、碘染观察的结果，完整记录各项内容。
> ③对内镜诊断、治疗方案、随诊时间等提出明确的建议。

1. 普通白光观察

(1)基本事项

①**部位**：记录到门齿的距离(cm)（例：距门齿 25 cm 处……）。

颈部、胸部(上、中、下段)及腹部食管的内镜学区分，大致以食管入口处、左主支气管压迹、主动脉弓压迹、EGJ 为标识，推断对应解剖位置(图 1)。

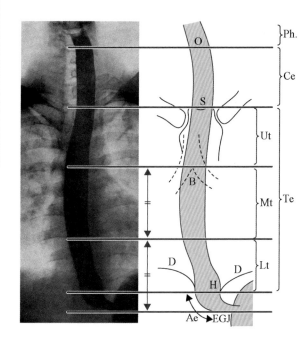

图 1 **食管的区分**

Ce. 颈部食管；Te. 胸部食管；Ut. 胸上部食管；Mt. 胸中部食管；Lt. 胸下部食管；Ae. 腹部食管

O. 食管入口；S. 胸部上边缘；B. 气管分叉部下边缘；D. 横膈膜；EGJ. 胃食管结合部；H. 食道裂孔

引自文献 1

②**方向**：以前壁为 12 点方向、脊椎隆突（尤其是食管上段）为 6 点方向，确定病变的主要方位（例：3 点方向）。

③**全周性**：记录病变横径处于哪种圆周程度（例：环 1/2 周、次全周等）。

④**直径**：利用镜身上的白色数字刻度，测定与门齿的距离及病变纵向长度（例：长度约 4cm）。

⑤**颜色**：记录普通白光观察下病变的颜色（发红、褪色等）。

⑥**肿瘤类型**：在普通白光观察下，根据以下分型进行记录。

分类	
浅表型/0 型	superficial type
浅表隆起型/0-Ⅰ型	superficial and protruding type
有蒂型/0-Ⅰp 型	pedunculated type
无蒂（广基型）/0-Ⅰs 型	sessile(broad based)type
表面型/0-Ⅱ型	superficial and flat type
表面隆起型/0-Ⅱa 型	slightly elevated type
表面平坦型/0-Ⅱb 型	flat type
表面凹陷型/0-Ⅱc 型	slightly depressed type
浅表凹陷型/0-Ⅲ型	superficial and excavated type
隆起型/1 型	protruding type
局限溃疡型/2 型	ulcerative and localized type
溃疡浸润型/3 型	ulcerative and infiltrative type
弥漫浸润型/4 型	diffusely infiltrative type
无法分类型/5 型	unclassified type
未经治疗/5a 型	unclassified type without treatment
治疗后/5b 型	unclassified type after treatment

※记录混合型时，先记录面积最大的，并用""符号记录浸润深度最深的部分（例：0-Ⅱc＋"0-Ⅰs"）

※表浅扩大型食管癌：指病变最大直径达到 5cm 以上的 0-Ⅱ型浅表型病变

⑦**边界**：记录边界清楚与否。

⑧**边缘**：记录边缘形状是否规则。

➡在普通白光、IEE、碘染等观察法之下记录相关边界与边缘的表现。

(2)其他

①若为隆起，则记录隆起的性状（例：平缓的隆起型病变）。

②若为凹陷，则记录有无边缘隆起、凹陷内的性状（例：有无凹陷内隆起、有无两段凹陷）。

2. 不放大 IEE

(1)有无**茶褐色区域**（brownish area，BA）

若观察到 BA，记录其大小、形状、边界是否清晰。

(2)有无**祥(dot)状血管**（即高度扩张的微血管）

与茶褐色区域一样，祥状血管在高级别上皮内瘤变（HGIN）《食管癌处理规范》（旧版）～食管鳞癌（SCC）中被认为是特异性指标[2]。

(3)记录呈现茶褐色区域的病变**在白光下是否可见**；记录**碘染不着色区与茶褐色区域的范围是否一致**。

3. 放大 IEE

(1)以 AB 分型为标准，记录病变部位（呈茶褐色区域、碘染不着色区的部位）**微血管的形态学变化**。

(2)记录**血管间背景黏膜颜色**（BC）有无变化，以及**对无血管区域（AVA）的评估**［参考**绪论-二-（一）**］。

4. 碘染图像

(1)**不染区**：完全呈现出黄白色不着色区［未见极小的点状不染（相当于鳞状上皮乳头部）］。

(2)**淡染区**：着色不良区，即可见极小的点状不染区域。

(3)5 mm 以上的不染区可怀疑为上皮内瘤变或更严重的病变，10 mm 以上可怀疑为食管鳞癌。

(4)**粉色征**：如果碘染约 3 分钟后，不染区出现淡粉色，则高度怀疑为高级别上皮内瘤变（HGIN）或食管鳞癌（浸润癌）。

参考文献

［1］「临床・病理食道癌取扱い规约 第 11 版」（日本食道学会/编），金原出版，2015

［2］Ishihara R，et al：Significance of each narrow-band imaging finding in diagnosing squamous mucosal high-grade neoplasia of the esophagus. J Gastroenterol Hepatol，25：1410-1415，2010

第 **2** 章

胃 的 IEE 观察

一、重点在这里！胃的观察方法
（一）发现病变之前

小田一郎

要 点

①在基于有效性评估的《胃癌诊治指南》（2014 版）中，无论是对症检查还是机会性筛查都推荐进行内镜检查。
②明确检查目的再进行检查。
③检查前的黏液清洗、内镜设备的检查与确认等，前期的准备工作也十分重要。
④了解容易遗漏的盲区，每次按照规范的操作顺序进行全面观察。
⑤要发现胃早癌，应关注背景黏膜，如萎缩性胃炎的分型和 Hp 感染情况。

▶ 前言

在《胃癌诊治指南》（2014 版）中，对症检查与机会性筛查均推荐进行内镜检查。内镜检查在胃癌诊疗中发挥的作用越来越大。本文将主要讲述胃癌诊疗中上消化道内镜检查的观察要点。

▶ 1. 明确检查目的

在胃癌诊疗的上消化道内镜检查中，要以**存在诊断（发现病变）**、**定性诊断（鉴别诊断）**、**定量诊断（浸润深度和病变范围）**等为重点进行检查。筛查的首要目的是确定是否存在病变，而精查内镜则要求定性和定量诊断。根据检查目的不同，观察的重点也有所不同，因此在检查之前需要明确检查目的。

▶ 2. 如何保证观察过程中无遗漏

定性诊断与定量诊断的要点将在其他文章中详述，本文主要介绍发现病变时，应如何准确判断病变是否存在。

(1)检查前的准备

胃腔存在的气泡和附着的黏液会妨碍对胃黏膜的详细观察。为消除气泡并祛除黏液，需要给患者**服用消泡剂**、**祛黏液剂**。本院在检查前 10 分钟，让患者口服含有二甲硅油（消泡剂）、蛋白酶制剂（祛黏液剂）与碳酸氢钠的混合溶液。

【用药例】
清水 100 ml
＋二甲硅油 2 ml
＋蛋白酶制剂（蛋白酶®MS）2 万单位＋碳酸氢钠 1 g

但是，即便是预先处理也不能保证完全祛除黏液，因此在检查过程中需要随时追加冲洗，确保在最佳效果下进行观察。

(2)检查顺序

进镜前，需要对内镜设备进行检查，如确认注气、注水、吸引、上下左右角度、白平衡等功能是否正常、镜头是否干净等，以确保可进行高质量的检查。检查过程中，最关键的是要全面观察整个胃部情况。常规操作是在采集图片的同时观察整个胃部，为避免遗漏，确保能在良好的观察环境下**检查整个胃部**，就**需要确定规范的观察与拍摄顺序**，每次按照相同的流程。各个医院和医师在检查过程中采取的顺序有所不同，我院在筛查时采取的方法是拍摄约 40 张图片。以下是我院检查顺序(图1)。关于食管与胃食管结合部的观察要点，另有叙述，请参考第 1 章一-(一)、(二)部分。

内镜进入胃内后，首先稍微注气向下俯视观察胃体，随后依次按胃体(②)、胃角(③)、胃窦(④)的顺序观察。由于胃镜进入十二指肠时压迫作用会导致**大弯**侧(②～④)和幽门管(⑤)出现肿胀、发红，因此需要特别留意并提前进行观察。此外，随着注气量增加，胃体逐渐与内镜形成切线方向，所以要特别注意对**胃体到胃角后壁**的区域进行观察。

进入十二指肠后(⑥～⑦)，依次观察球部和降部。

再次回到胃内观察幽门管(⑧)、胃窦(⑨～⑪)。我院采取俯视向下的角度边退镜边观察胃体下部、中部和上部(⑫～㉘)。此时，通过**注气**使胃壁适度伸展，依次观察小弯、前壁、大弯、后壁等部位。特别是**胃体大弯**，如果充气伸展不充分，则在皱襞之间容易隐藏病变造成漏诊，需要特别注意。

接下来观察胃体上部到胃底穹窿部(㉘～㉚)，边观察边反转内镜。同时，也要通过**注气**使胃壁适度伸展，观察皱襞之间的黏膜情况。常规采用左侧卧位检查时，**胃体上部到胃底穹窿部会有积液残留**，清洗附着的黏液，并充分吸净积液后再观察黏膜的性状。之后，保持反转状态，观察贲门部(㉛、㉜)。对镜身遮挡难以观察的部位，则使用左右调整小轮进行观察，靠近 His 角(贲门大弯)的口侧容易成为盲点，需要加以注意。

接着在正镜下，按照胃体上部、中部、下部、胃角(㉜～㊵)的顺序进行观察。此时也需要左右调整小轮，确保观察到前壁、小弯、后壁。退到胃角后，再次检查容易成为盲点的**胃角小弯侧**。

按照以上观察顺序进行存在诊断，如果发现病变再进行定性诊断(鉴别诊断)。若判断为癌，则要进行定量诊断(浸润深度和病变范围)，根据需要进行活检。至此，检查结束。

(3)如何避免漏诊

检查过程中，要特别留意难以观察的部位(盲区)，一般**胃角到胃体后壁、胃窦小弯前壁、贲门、胃体上部到胃大弯**等部位容易成为盲区。

例如，从胃角到胃体后壁的部分，若过度伸展，内镜会与其呈切线方向，因此进镜时要先在注气量较少的状态下观察，之后增大注气量进行观察，同时要左右调节小轮角度，尽可能避免遗漏盲区。若胃体上部到胃大弯伸展不充分，有可能遗漏隐藏在皱襞间的病变(图2)。因此，必须要时刻意识到盲区的存在，调整内镜在最佳视野下进行观察。

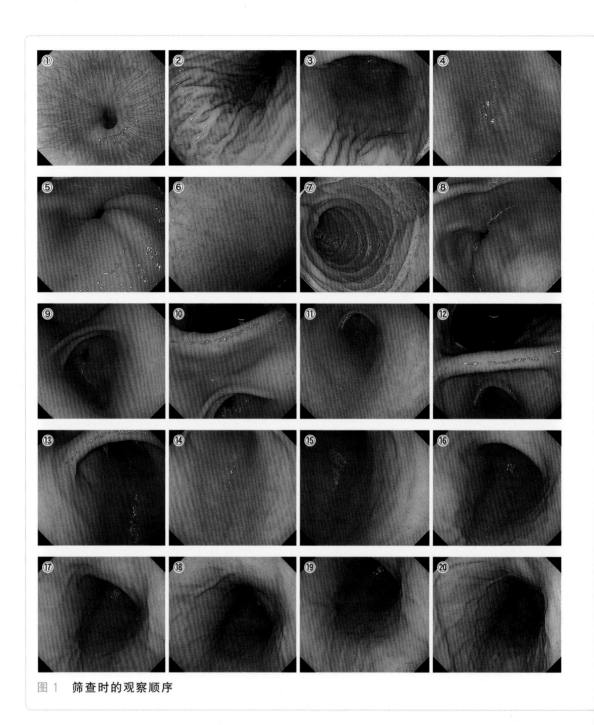

图 1　筛查时的观察顺序

此外,在观察十二指肠,特别是**观察降部时**,若回拉内镜,会蹭伤胃体大弯侧黏膜,因此一**般不采用回拉内镜**。但是随着近年来十二指肠腺瘤和早癌的病例逐渐增多,在进行全胃观察后,我们也尝试采用回拉内镜的方法,对十二指肠进行详细的观察。

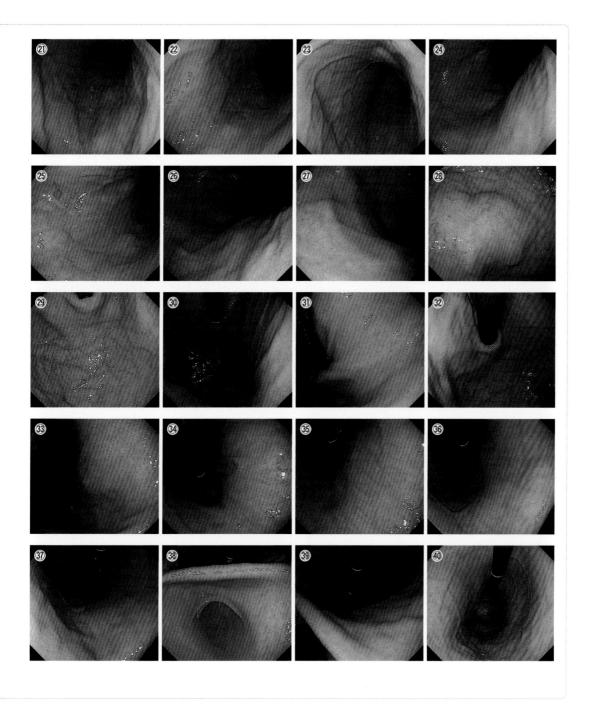

（4）早期胃癌的镜下表现（图3）

　　早期胃癌基本都会出现发红、褪色等**色泽变化**，以及**凹陷、隆起**等立体结构的变化（肉眼型）。通常，利用内镜诊断是否存在病变，先观察到某个区域的颜色和立体结构发生变化，有别于周围正常背景黏膜，由此发现"边界清晰的异常区域（略微发红的凹陷、褪色的扁平隆起）"。另外，萎缩黏膜下**血管消失**、**易出血**等表现，也是要特别注意的。

A）注气不足的状态

B）注气充足的状态

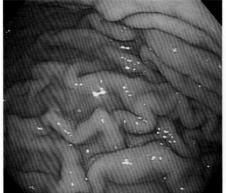
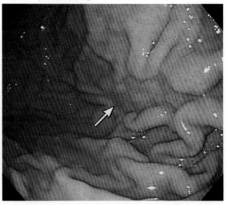

图 2　胃体上段大弯近前壁的早期胃癌

A）注气不足，病变难以识别

B）注气充足，胃壁伸展，凹陷病变（⇨所示）更容易识别

A）萎缩区域的发红凹陷病变（分化型）

B）萎缩区域的褐色隆起病变（分化型）

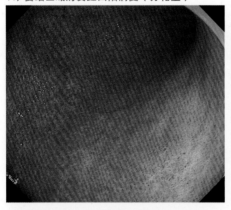
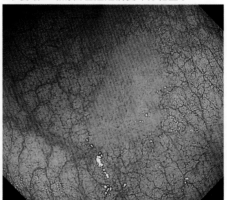

C）萎缩区域的发红隆起病变（分化型）

D）非萎缩区域的褐色凹陷病变（未分化型）

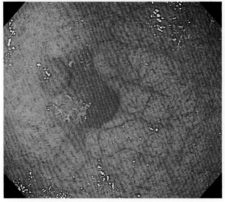
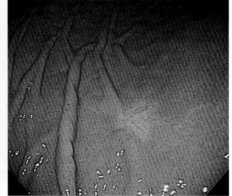

图 3　早期胃癌的镜下表现

除此之外，检查时观察背景胃黏膜也至关重要。对于不同类型的萎缩性胃炎，检查中要时刻想着发生率较高的早期胃癌组织分型表现，加以观察。一般来说，**分化癌多出现于萎缩区域**（图 3A～C），**未分化癌多出现于非萎缩区域或萎缩边界**（图 3D）。此外，颜色和肉眼型也多与组织分型有关，**未分化癌多为褐色凹陷型**（图 3D），**分化癌多为发红凹陷型**（图 3A），**隆起病变既有发红的也有褐色的**（图 3B、C）。

当发现疑似胃癌表现时，要进行定性诊断，若为癌，则要继续进行定量诊断。定性诊断及定量诊断过程中，NBI 和 BLI 等图像增强技术可以有效确定病变范围。而诊断病变存在时，NBI 和 BLI 等图像增强技术是否有效尚不明确，**目前通常采用普通白光观察来进行胃部病变的筛查**。以往的图像增强系统，由于胃腔进光量较少，远景观察难以发现病变。但近年来图像增强系统得到改进，即使是远景，也能够确保在光量充足的状态下进行高效观察，我们期待该技术能够对胃部病变的存在诊断发挥有效作用。

一、重点在这里！胃的观察方法
（二）发现病变后

阿部清一郎

要　点

①在内镜前端安装放大黑帽,调节黑帽的位置并确定最大倍率下对焦清晰。

②观察前使用蛋白酶溶液尽可能祛除黏液。

③浸水法非常有效,可以使对焦变得容易并减少观察时的反光。

④吸气的同时间歇喷水,待放大黑帽内储存一定水分后再开始观察。

⑤间歇喷水调节焦距后,首先对病变以外的区域进行低倍放大观察。

▶ **前言**

　　NBI放大可以观察到病变的边界(DL)、表面结构(MS)、血管形态(MV),它不仅有助于确定病变为**良性还是恶性,进行定性诊断**,而且对**病变侧向扩展范围的诊断**也十分有效[1]。采用NBI放大进行确诊并进行内镜图像与病理图像的复原对比,就需要拍摄无出血、对焦准确、清晰的内镜图像。

　　本文就发现胃部病变后采用 **NBI 放大观察法**,包括使用浸水(water jet)观察法在内,一并进行解说。

▶ **1. 放大观察前的准备工作**

　　(1)所用内镜、结构强调模式的设置

　　在进行 NBI 放大观察时,本院使用的是奥林巴斯公司的 GIF-H260Z 或 GIF-H290Z 内镜。虽然前者放大倍率较高,但是先端插入部较长,难以观察贲门周围和胃角后壁,因此笔者及同事一般根据病变部位来选择合适的内镜。此外,为了拍摄出能清楚识别血管形态等微小变化的高质量内镜图像,需要将结构强调等级设置为较高级别。我们在进行 NBI 放大观察时,一般将主机的结构强调等级设置为 B8 模式。

　　(2)前端放大黑帽

　　NBI 放大的最大倍率下,视野范围约为 4 mm,十分狭窄。因此,为了拍摄出对焦准确、清晰分明的内镜图像,**调节焦距和固定内镜**尤为重要。**放大黑帽**对病变的放大观察十分有用,其前端接触黏膜可以固定内镜,确保在最大放大倍率下能够清晰地进行观察,此外在使用浸水法时,也可将镜头与病变之间充满水,对 NBI 放大观察非常有用。

　　为了防止观察过程中内镜与病变摩擦造成出血,我们一般使用奥林巴斯公司生产的放大黑帽(MAJ-1990 或 MAJ-1989)。

A）前端安装放大黑帽

B）最大倍率下对焦

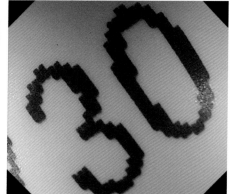

图 1　前端安装放大黑帽

B）调节放大黑帽长度以便对焦

在观察之前，将放大倍率**调至最大**，在内镜前端安装放大黑帽（图 1A），将黑帽长度调节至与焦距相同（约 2 mm）并固定，在最大倍率下进行对焦（图 1B）。在固定黑帽后再解除放大，前端的黑帽只剩下略微可见的边缘。

（3）蛋白酶溶液

NBI 观察与普通白光观察、色素内镜观察相同，为了获得高质量的内镜图像，需要尽可能地祛除黏液，因此在进行 NBI 放大观察之前会使用**蛋白酶溶液**。一般在检查时使用溶有二甲硅油的清洗液，但使用浸水法进行 NBI 放大观察时，二甲硅油会导致**视野浑浊**。因此，在进行 **NBI 放大观察时，不使用二甲硅油**，而使用清水溶解蛋白酶和碳酸氢钠的清洗液［将 2 包蛋白酶® MS 和 2 包（1 g）碳酸氢钠溶于 1 L 清水中］。

2. 采用浸水法进行 NBI 放大观察的流程

（1）观察病变前进行清洁

由于 NBI 放大时内镜与病变摩擦会导致出血，因此使用普通白光观察确认病变存在后，**首先使用色素内镜进行观察**。在进行 NBI 放大观察之前，先用**蛋白酶溶液充分清洗**病变部位及周围黏膜。此时，对病变附近也要进行 NBI 放大观察，由于直接清洗病变时冲力过大会引起出血，因此要使用注射器**从病变周围开始小心地清洗**。此外，清洗之后的黏液和靛胭脂会妨碍 NBI 放大观察，因此要在观察之前吸引干净。

（2）不放大观察

充分清洗病变并吸引清洗液后，利用不放大观察再次确认病变部位。拍摄 NBI 放大图片时，为方便后期对比，应**尽可能使其距离、角度、空气量与普通白光图像、色素内镜图像保持一致**（图 2A～C）。

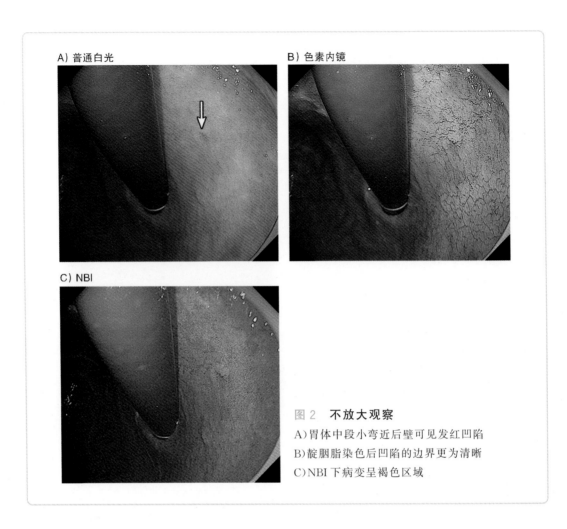

A) 普通白光

B) 色素内镜

C) NBI

图 2　不放大观察
A)胃体中段小弯近后壁可见发红凹陷
B)靛胭脂染色后凹陷的边界更为清晰
C)NBI下病变呈褐色区域

(3)使用浸水法进行 NBI 放大观察

不放大观察结束后,进行放大观察。**浸水法**,即在前端的放大黑帽与黏膜表面之间充满清水后再进行 NBI 放大观察的操作方法。该方法不仅方便对焦,可以增强放大效果,还可以防止观察时出现的反光,对拍摄高质量的放大图片非常有效。

使用浸水法时,将胃内的空气尽可能吸引之后,通过内镜下注水将病变浸在水下。内镜靠近病变后,边微调变焦杆边靠近病变进行对焦。让黑帽前端轻轻靠近黏膜并固定内镜,之后边吸气边调节焦距并间歇性喷水,整个操作过程中最关键的是要**完全排出黑帽与黏膜之间的空气并充满水**。为了防止出血,要将副送水功率调低或使用镜头冲水方式,轻柔控镜抵近病变,要让黑帽与黏膜**保持在似触非触的状态**。

上述操作完成后,**先通过低倍放大观察病变周围区域**。即使在低倍放大时,也可以在一定程度上观察到病变周围黏膜的表面构造和背景黏膜形态(幽门腺或胃底腺)。病变边缘可观察到是否存在边界(DL)(图 3)。此时,**拍摄多张口侧和肛侧的低倍放大图片**以供后期与高倍放大图片对比。

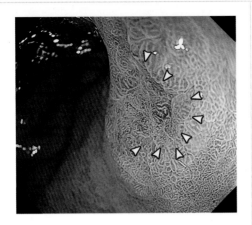

图 3　低倍放大观察
可见边界存在(▷所示)

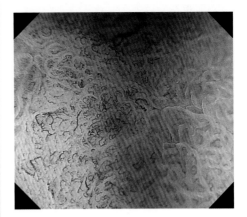

图 4　最高倍观察
可见不规则的血管形态和表面构造

低倍放大观察结束后,逐级提高放大倍率并拍照留图,**然后调节至最大倍率**进行放大观察。进行高倍观察时,为了准确对焦,需要进行微调,但与正常放大操作相比,采用间歇**喷水使黑帽与病变黏膜保持一定距离**观察效果更好[2]。视野固定且准确对焦时,血管形态和表面构造会非常清晰地呈现出来(图 4)。高倍放大准确对焦后,继续间歇喷水并沿边缘对病变边界进行范围诊断,此外,还要观察病变内部的血管形态和表面构造进行定性诊断。

浸水状态下焦距难以调节时,**先轻轻吸取一部分**水使镜头接触病变后,再进行喷水,就可以对焦距进行调节。虽然在完全浸水的状态下喷水很少出现出血,但一旦出血就要暂停观察,小心清洗出血部位等待出血停止。如果黏液妨碍观察,则通过活检孔用蛋白酶溶液小心地清洗附着黏液。

▼ 3. 各个部位的观察方法

一般情况下,对**胃窦和胃体大弯病变**采用俯视观察。特别是大弯的病变,固定和对焦都比较容易。对正面难以观察到的病变,如大弯以外的胃体病变等,要根据病变部位和实际操作的难易程度,尝试俯视与仰视相结合进行观察。但不管是哪种情况,都需要保证良好的观察环境,且必须从病变以外区域开始观察,逐渐向病变边界、病变内部靠近。

参考文献
[1]　Muto M,et al:Magnifying endoscopy simple diagnostic algorithm for early gastric cancer(MESDA-G). Dig Endosc,28:379-393,2016
[2]　八尾建史,他:胃粘膜微小血管構筑像をターゲットにした胃拡大内視鏡観察手技. Gastroenterol Endosc,50:1145-1153,2008

二、肿瘤与非肿瘤的鉴别及病变范围诊断

（一）诊断逻辑与过程

小林雅邦，炭山和毅

要　点

①在普通白光观察中，以发现病变为目的，观察时注意隆起、凹陷及黏膜色泽的变化。

②配合使用色素内镜，来评估病变的位置、范围、大小、肉眼分型及浸润深度。

③从注气、吸气时病变的形态变化评估浸润深度。

④在普通白光和色素内镜观察的基础上再进行 NBI 观察。

⑤在低倍放大 NBI 下，从病变周围的非肿瘤部位向肿瘤部位进行连续性观察，注意病变边界并做出评估。

⑥在 NBI 高倍放大观察下，评估病变的血管形态及表面构造。

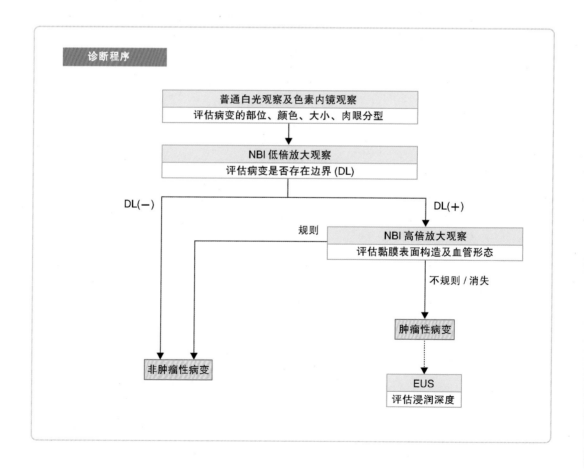

诊断程序

普通白光观察及色素内镜观察
评估病变的部位、颜色、大小、肉眼分型

↓

NBI 低倍放大观察
评估病变是否存在边界 (DL)

DL(−)　　　　　　　　　　　　　　　DL(+)

规则

NBI 高倍放大观察
评估黏膜表面构造及血管形态

不规则 / 消失

肿瘤性病变

非肿瘤性病变

EUS
评估浸润深度

诊断逻辑 ① 普通白光观察及色素内镜观察的要点

在**普通白光观察**（WLI）中，**以发现病变为主要目的**，由于切线方向特别容易成为盲区，因此要注意**胃体后壁侧**，对胃腔每一处进行细致的观察（图 1A）。详细观察隆起、凹陷，以及与周围黏膜颜色不一致的部位，尤其是在诊断良性还是恶性时，应重点**观察病变与周围正常黏膜是否存在边界**。此外，观察**隆起型病变**时，要评估病变的凸起部位、饱满度、有蒂无蒂、隆起高度、表面性状。另一方面，观察**凹陷型病变**时，要评估病变边缘皱襞的纠集状况，边缘隆起，凹陷面颜色及厚度、性状（有无颗粒状隆起、结节等），以及伸展性。

此外，在观察过程中，须结合喷洒靛胭脂的**色素内镜观察**（CE）（图 1B）。

诊断逻辑 ② NBI 观察中注意出血问题

在 WLI、CE 观察后，继续进行 NBI 观察。与 WLI 相比，NBI 的光量相对较少，因此在管腔宽阔的胃内，**以定性诊断为目的**，而非发现病变。另外，与内镜的接触、过量注气，以及清洗附着黏液时，容易造成肿瘤性病变的出血。**一旦出血，NBI 观察将很难进行**。因此，进行病变范围诊断时，优先选择不容易出血的部位进行放大观察；一旦出血，需要小心用水冲洗；如果仍未能止血，可并用浸水法尽快完成观察。

A）普通白光

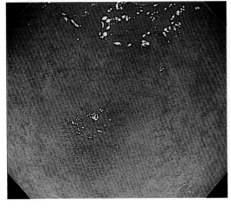

B）喷洒靛胭脂

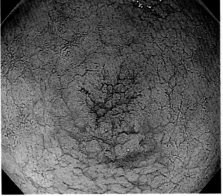

图 1　**早期胃癌的普通白光观察及色素内镜观察**
A）胃体下段大弯可见边界清晰的发红凹陷病变，有轻微的边缘性隆起。与周围边界清晰
B）色素内镜观察，可见病变内部存在大小不同的颗粒状黏膜

首先,通过 NBI 低倍观察,**确认非肿瘤部位与肿瘤部位的边界(DL)**[1]。尤其是难以通过 WLI 和 CE 判断边界的病变,如未分化癌**或伴随Ⅱb 的病变等**,需从病变周围的非肿瘤部位到**肿瘤部位进行连续性观察**。同时,对病变全周进行边界诊断十分重要。

确认 DL 之后,慢慢调高倍率,一边调节吸气、注气,一边详细观察病变(图 2、3),观察**血管形态**(microvascular pattern,V)及**表面构造**(microsurface pattern,S)[VS classification system,参照**绪论-二-(二)**],对二者均以**规则/不规则/缺失**(regular/irregular/absent)三个等级加以评估。若确认存在 DL,且血管形态和表面构造**其一或两者都被判断为 irregular,则诊断为癌**。此外,根据异型血管的形态可预测组织分型,若为网状形态(FNP),则怀疑为分化癌;若

A)低倍放大　　　　　　　　　　B)高倍放大

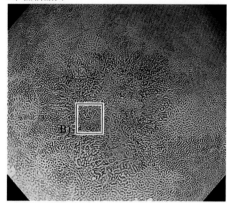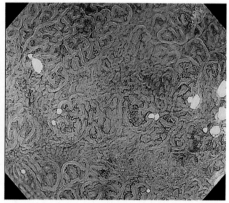

图 2　NBI 观察
A)NBI 低倍放大下,病变与普通白光下的发红部位一致,存在边界,可识别出褐色区域
B)NBI 高倍放大下,表面构造呈不规则

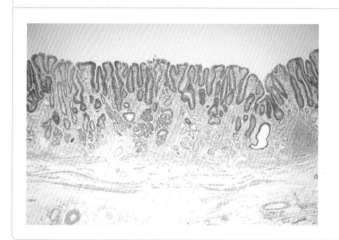

图 3　ESD 切除送检标本的病理图

病理组织诊断:12 mm×8 mm,Type 0-Ⅱc,UL(－),tub1,pT1a(M),ly(－),v(－),pHM0,pVM0

为螺旋状(CSP)，则怀疑为未分化癌[2]。此外，有研究报告指出，作为胃癌的特异性指标，NBI下表现为**白色球状物**(WGA)或乳头状癌中表现的**上皮环内血管**(VEC)。肠化在NBI下表现为**亮蓝嵴**(LBC)和白色不透明物质(WOS)，以上结果有助于对DL的评估[3~6]。另外，也有研究报告指出，WOS是隐窝间区上皮下积聚的脂肪滴，在部分腺瘤中也可见[7]。

病例 ① 分化癌的诊断顺序

普通白光下，胃体下段小弯可见略微发红的平坦病变(图4A)，注气时伸展良好。据此初步预判为分化癌、肉眼分型Ⅱc，再进行色素内镜观察和NBI观察。

色素内镜观察，增强了病变的发红色调，可见内部存在大小不一的颗粒状黏膜(图4B)。**NBI低倍放大下**，病变呈褐色改变，与白光下和色素内镜观察到的发红部位一致(图4C)。但病变的后壁侧到肛侧难以辨认出边界，因此采取逐级放大进行了**NBI高倍放大观察**(图4D)，

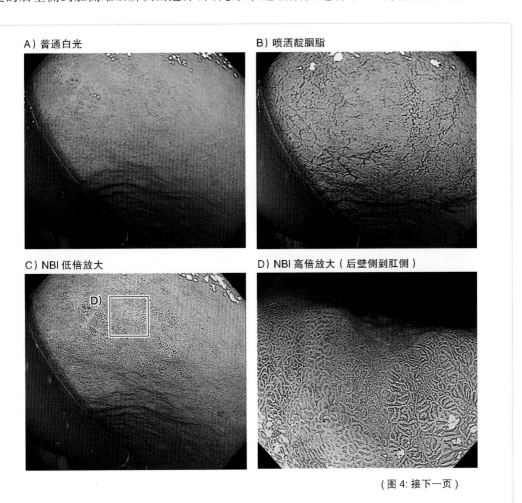

A) 普通白光

B) 喷洒靛胭脂

C) NBI 低倍放大

D)

D) NBI 高倍放大（后壁侧到肛侧）

（图4：接下一页）

E）NBI 高倍放大（病变中央部）　　　　　F）NBI 高倍放大（病变中央部）

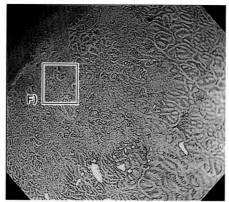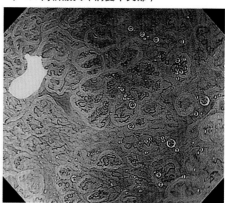

G）ESD 切除送检标本的病理图

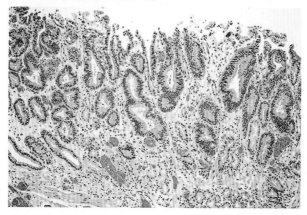

图 4　**病例 1：分化癌**
A）普通白光下，可见胃体下段小弯后壁的发红平坦凹陷病变（略带黄色）
B）色素内镜观察，可见病变内部大小不一的颗粒状黏膜
C）NBI 下，确认病变部位呈褐色（偏绿色）
D）肛侧的放大 NBI 观察，可以确认 DL 的存在
E、F）对病变部位进行 NBI 放大观察，判断血管形态和表面构造均为 irregular
G）核肿大的肿瘤细胞形成了不规则腺管
最终病理组织诊断：15 mm×10 mm，Type 0-Ⅱc，UL（－），tub1，pT1a（M），ly（－），v（－），pHM0，pVM0

同时可确定病变的 DL 为全周型。病变中央的血管形态和表面构造均为不规则，可见局部血管呈网状形态（图 4E、F）。根据以上分析，内镜诊断为肉眼分型Ⅱc 的分化癌（黏膜内癌）。

活检结果为高分化腺癌，术前诊断为直径 20 mm 以下，UL（－）的分化癌，因此采用黏膜下剥离术（ESD）进行了完整切除（图 4G）。

病例 ② 未分化癌的诊断顺序

　　病变靠近胃体下段小弯前壁，凹陷内存在发红的颗粒（**剩余黏膜**），可识别为褪色的凹陷型病变（图 5A）。**色素内镜观察**，凹陷边缘处断崖状黏膜的急剧高度变化更加清晰。边缘未见黏膜下肿瘤样隆起，注气时伸展良好（图 5B）。根据以上情况，怀疑为未分化癌，肉眼分型Ⅱc型病变。

　　使用 NBI 放大观察凹陷内部，血管形态不规则，表面构造不规则及缺失（图 5C）。此外，局部可见螺旋状的异型血管 CSP（图 5D）。根据以上情况，内镜诊断为肉眼分型Ⅱc型的未分化癌（黏膜内癌）。

　　活检结果为低分化腺癌，术前诊断为直径 25 mm 的未分化癌，因此进行了外科治疗（图 5E、F）。

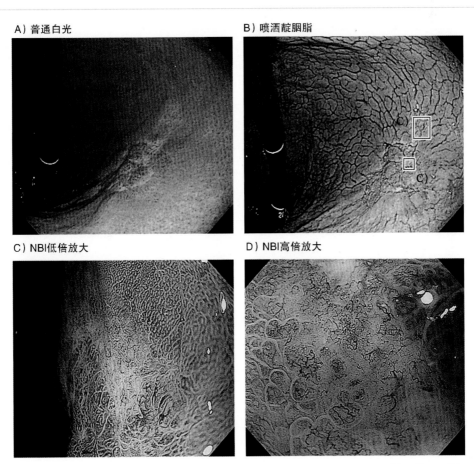

A) 普通白光　　　　　　　　　B) 喷洒靛胭脂

C) NBI低倍放大　　　　　　　　D) NBI高倍放大

（图5：接下一页）

E）病理图

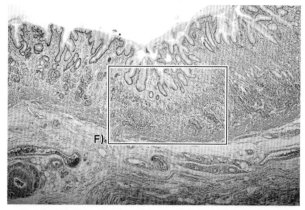

F）病理图(高倍镜)

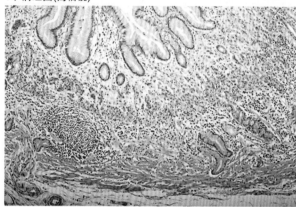

图5 病例2：未分化癌

A) 普通白光下，靠近胃体下段小弯前壁处，可见直径约 25 mm 的褪色凹陷病变

B) 色素内镜观察，凹陷边缘断崖状中断清晰。凹陷内部可见发红的剩余黏膜残存

C) 倒镜下对病变肛侧进行低倍放大观察。在白光、色素内镜下难以辨认边界，但在 NBI 下能确认 DL

D) NBI 放大观察下的凹陷边缘。病变表面构造消失，可见螺旋状异型血管

E、F) 外科切除送检标本的病理图。黏膜固有层腺颈部见少量肿瘤细胞

最终病理组织诊断：23 mm×10 mm，Type 0-Ⅱc，UL（－），por＞sig，pT1a（M），ly0，v0，pPM0，pDM0，R0

参考文献

［1］ Muto M，et al：Magnifying endoscopy simple diagnostic algorithm for early gastric cancer(MESDA-G). Dig Endosc，28：379-393，2016

［2］ Nakayoshi T，et al：Magnifying endoscopy combined with narrow band imaging system for early gastric cancer：correlation of vascular pattern with histopathology(including video). Endoscopy，36：1080-1084，2004

［3］ Uedo N，et al：A new method of diagnosing gastric intestinal metaplasia：narrow-band imaging with magnifying endoscopy. Endoscopy，38：819-824，2006

［4］ Kanemitsu T，et al：The vessels within epithelial circle(VEC) pattern as visualized by magnifying endoscopy with narrow-band imaging(ME-NBI) is a useful marker for the diagnosis of papillary adenocarcinoma：a case-controlled study. Gastric Cancer，17：469-477，2014

［5］ Ueo T，et al：Histologic differentiation and mucin phenotype in white opaque substance-positive gastric neoplasias. Endosc Int Open，3：E597-E604，2015

［6］ Yoshida N，et al：White globe appearance is a novel specific endoscopic marker for gastric cancer：A prospective study. Dig Endosc，28：59-66，2016

［7］ Ueo T，et al：White opaque substance represents an intracytoplasmic accumulation of lipid droplets：immunohistochemical and immunoelectron microscopic investigation of 26 cases. Dig Endosc，25：147-155，2013

二、肿瘤与非肿瘤的鉴别及病变范围诊断

(二)病例

病例1 凹陷（癌、糜烂、溃疡的鉴别）

堀内英華，小林雅邦，炭山和毅

病例 **1**

【患　者】　女性，80多岁。

【现病史】　之前行上消化道内镜检查，发现胃窦小弯凹陷病变，转入我院行进一步内镜精查和治疗（图1～3）。

1. 观察时的注意点

(1)注意不要漏诊胃窦小弯

对于**胃窦幽门变形狭窄病例**，或是使用先端插入部较长的内镜观察时，胃窦小弯**很容易被漏诊**。若只注意拍摄胃角图片，从切线方向进行观察，普通白光下很难注意到胃窦小弯黏膜的颜色和表面的凹凸状况。因此要养成习惯，观察中时刻意识到有漏诊的风险，对容易遗漏的盲区多加注意。尤其是对**发红凹陷多发的特殊部位**，发现异常变化时，积极采用**色素内镜**（CE）和NBI等方法仔细观察。

(2)凹陷病变的鉴别

早期胃癌中频发的**凹陷病变**，常与良性溃疡、糜烂、Hp感染胃炎样改变、除菌后地图样发红凹陷难以鉴别。不能因为该处常见良性病变，就**轻易诊断为良性病变**，这样就很难发现早期癌变。

对病变**喷洒靛胭脂**，其凹凸会变得明显，非常**有利于发现凹陷型病变**。若胃窦黏膜出现色泽改变，推荐使用靛胭脂染色观察。此外，癌与良性糜烂相比，**大规模的凹陷边界不规则（蚕食像）情况较为明显**，或略带黄色的表现较为常见。但是，像本例所见病变较小，观察到周围存在同样的多发性发红凹陷病变时（图1），仅通过普通白光观察鉴别较为困难，需要进行NBI**放大观察**，判断是否有必要进行活检。

观察时的要点

①在普通白光观察中，注意对溃疡、糜烂、肠化、萎缩等病变进行鉴别诊断，必要时行靛胭脂染色观察。

②对白光和CE下难以鉴别癌与非癌的病变，应积极进行NBI放大观察。

③在NBI放大观察中,以DL、VS分型为标准,鉴别癌与非癌,进行定性诊断。

▶ 2. 如何判断内镜所见

(1)普通白光观察与色素内镜观察

可见胃窦小弯前壁侧大小约6 mm病变,凹陷发红,充气后伸展良好(图1)。靛胭脂染色下,观察到病变内略带黄色的发红凹陷,边缘可见蚕食像(图2)。注气时伸展极为良好,虽伴随边缘隆起,但没有观察到黏膜下肿瘤样隆起或皱襞纠集表现。

(2)NBI观察

低倍、中倍放大下(图3A、B),虽然在背景黏膜中能观察到提示肠化的**亮蓝嵴**(LBC),但病变呈褐色改变,LBC不明显。此外,病变全周可以明显识别出边界(DL)(图4)。NBI高倍放大下,病变的血管形态和表面构造均为不规则(图3C)。诊断为早期胃癌(黏膜内癌)。

内镜诊断 分化癌(黏膜内癌)

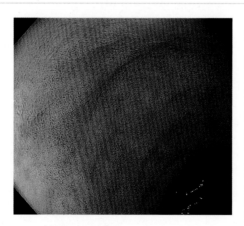

图1 普通白光观察

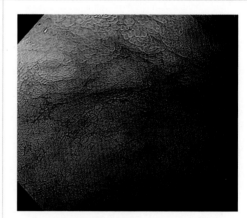

图2 色素内镜观察

◢ 3. 病理诊断(图 5,6)

病变处肿瘤细胞形成不规则腺管结构,排列密集,细胞核增大,类圆形。病变局限在黏膜内,未见脉管内侵犯(图 6B)。

最终诊断 Type 0-Ⅱc,7 mm×4 mm,tub1,pT1a(M),ly(−),v(−),pHM0,pVM0

A) 病变,低倍放大

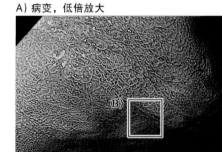

B) 病变肛侧,中倍放大

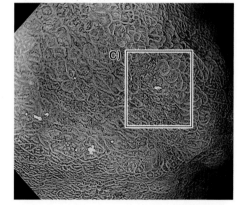

C) 病变肛侧,高倍放大

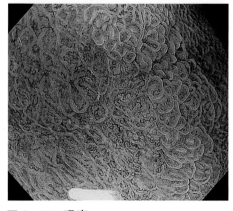

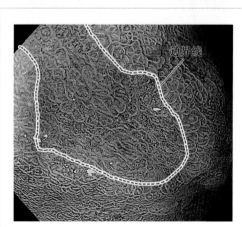

边界线

图 3　NBI 观察　　　　图 4　病变肛侧的 NBI 观察

A）内镜图像

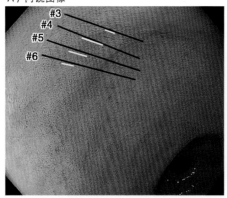

#3
#4
#5
#6

B）切除的送检标本

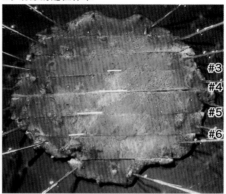

#3
#4
#5
#6

图 5　ESD 切除送检标本及定位图

A）#4 病理切片

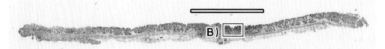

B）

B）HE染色，低倍镜

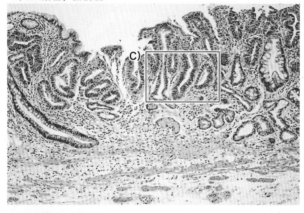

C）

C）HE染色，高倍镜

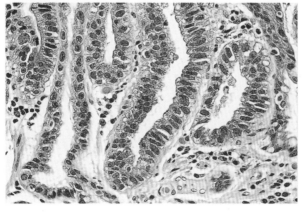

图 6　病理复原图

Pitfall **注意将良性糜烂与胃癌加以鉴别**(图7)

在普通白光下,可见胃窦小弯发红的凹陷(图 7A)。此外,虽然病变周围伴有多发糜烂,但此病变范围稍大,发红也更明显,因此需要与早期胃癌相鉴别。在NBI放大下,病变凹陷处血管形态和表面构造均规则,并观察到了与周围黏膜一致的LBC(图 7D)。活检病理结果为肠化(图 7E)。

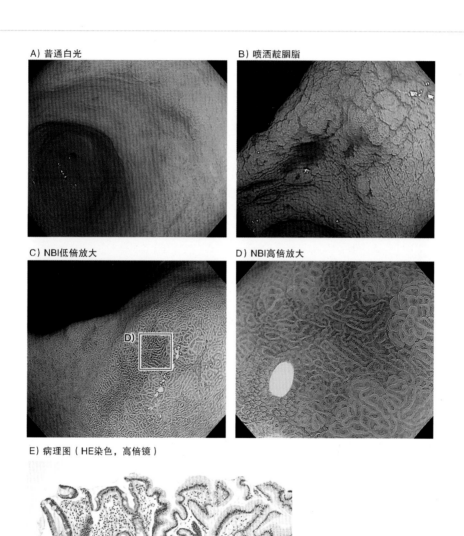

A) 普通白光

B) 喷洒靛胭脂

C) NBI低倍放大

D) NBI高倍放大

E) 病理图（HE染色，高倍镜）

图7　良性糜烂

参考文献

［1］ 中島寛隆,大仓康男:早期胃癌の组织型と肉眼像. 消化器内视镜,26:1097-1105,2014

［2］ 関口正宇,他:早期胃癌の质的诊断の基本. 消化器内视镜,26:1125-1134,2014

［3］ Nakayoshi T,et al:Magnifying endoscopy combined with narrow band imaging system for early gastric cancer:correlation of vascular pattern with histopathology (including video). Endoscopy,36:1080-1084, 2004

［4］ Yao K,et al:Diagnostic performance and limitations of magnifying narrow-band imaging in screening endoscopy of early gastric cancer:a prospective multicenter feasibility study. Gastric Cancer,17:669-679, 2014

［5］ Wang L,et al:Diagnostic yield of the light blue crest sign in gastric intestinal metaplasia:a meta-anal-ysis. PLoS One,9:e92874,2014

二、肿瘤与非肿瘤的鉴别及病变范围诊断

（二）病例
病例2　隆起（癌与腺瘤的鉴别）

堀内英華，小林雅邦，炭山和毅

病例 ❷

【**患　者**】　男性，70多岁。

【**现病史**】　于外院行上消化道内镜检查，发现胃体下段小弯侧隆起型病变。活检病理示：胃腺瘤（中度异型）。入我院行进一步内镜精查和治疗。

◢ 1. 观察时的注意点

在《日本胃癌处理规范》（第14版）[1]中，对胃腺瘤的定义为"良性（非肿瘤性）向恶性的过渡性病变"。特别是活检时诊断为腺瘤，内镜切除的标本被诊断为癌的情况也并不少见。因此，**活检下诊断为胃腺瘤时**，也应依据内镜观察表现，考虑存在癌变的可能，进一步判断治疗适应证。

腺瘤的肉眼分型中扁平型居多，黏膜颜色呈褐色到正常颜色的情况较多。病变多呈**分叶状**，但表面的黏膜构造大致均匀，且多为较小病变。然而，如果在**直径 20 mm 以上**，或伴有**发红、凹陷**，就有存在局部**分化癌的可能**，需要考虑治疗。

在本院，胃腺瘤如有上述镜下表现，或在活检后病理为重度异型的病变，都主动进行内镜切除。

在 NBI 观察中，若为**隆起型癌**，表面构造不规则或不清晰、腺管密度增加、血管形态不规则的情况居多。尤其是伴有凹陷的病变，需**记录凹陷部位的表现**。此外，在普通白光观察下，隆起周围可见伴随Ⅱb区域，因此**先从周围的非肿瘤部位着手观察**尤为重要。

观察时的要点

①发红、直径 20 mm 以上、伴有凹陷的病变很有可能为恶性，需要格外注意。

②进行活检时，着眼于病变表面构造和血管形态，对异型程度较高的部位进行靶向活检。

活检时的要点

诊断腺瘤需要进行活检,但由于取材部位不同,可能存在难以诊断的黏膜内癌。所以要注意,活检要以图像增强内镜观察为依据,从异型程度高的部位采集活检标本。

2. 如何判断内镜所见

(1)普通白光观察

胃体下段小弯可见直径约30 mm发红伴褪色的隆起型病变(图1、2)。病变边缘呈分叶状,与周围非肿瘤部位边界清晰。后壁侧隆起较高,顶部凹陷,与周围黏膜相比呈现明显发红状态。病变的伸展性相对良好,无紧绷感,未见黏膜下肿瘤样改变。

(2)NBI观察

低倍放大观察,可见隆起部的表面构造(图3A)。高倍放大观察,凹陷部的黏膜表面构造呈密集小型化(图3B)。

内镜诊断　早期胃癌(黏膜内癌)

3. 病理诊断(图4)

病变部位异型细胞形成腺管结构,排列密集,浸润生长(图4B),核浆比(N/C)增高,核大深染,类圆形,核仁明显(图4C)。

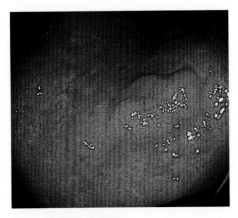

图1　普通白光观察

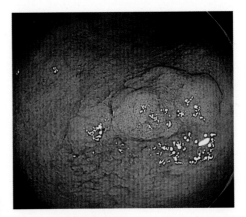

图2　色素内镜观察

A）病变低倍放大

B）凹陷部位放大

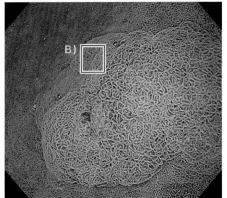

图 3　NBI 观察

A）病理切片

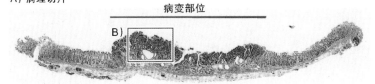

B）HE染色，低倍镜

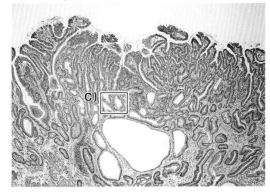

C）HE染色，高倍镜

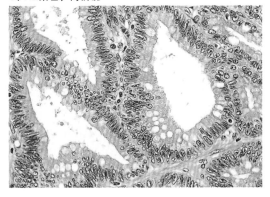

图 4　病理图

最终诊断 Type 0-Ⅱa, 26 mm×11 mm, tub1, pT1a(M), ly(−), v(−), pHM0, pVM0

参考文献

[1] 「胃癌取扱い規約第 14 版」（日本胃癌学会/编），金原出版，2010

[2] 「胃癌治疗ガイドライン第 4 版」（日本胃癌学会/编），金原出版，2014

[3] Tamai N, et al：Clinical and endoscopic characterization of depressed gastric adenoma. Endoscopy, 38：391-394, 2006

[4] 八木一芳,他：隆起型の胃腺肿と分化型癌の内視鏡的鑑別診断　拡大内視鏡診断. 胃と肠, 49：1811-1814, 2014

[5] 长浜　孝,他：胃扁平隆起型腺肿と0 - Ⅱa 型病変の鑑別診断における非熟练者に対する狭带域光観察併用拡大内視鏡の有用性と問題点. 胃と肠, 49：1815-1826, 2014

二、肿瘤与非肿瘤的鉴别及病变范围诊断

（二）病例

病例3　分化癌（0-Ⅱc、M）

小林雅邦，炭山和毅

病例 ③

【患　者】　男性，70多岁。

【现病史】　在本院行上消化道内镜检查时，发现胃体下段大弯近后壁直径约10 mm的凹陷型病变（图1、2）。

▌ 1. 观察时的注意点

凹陷型病变是早期胃癌的肉眼分型中出现频率最高的。特别是**分化癌多伴有边缘隆起**，通过喷洒靛胭脂可使病变范围易于识别。因此，结合有无凹陷内隆起、增厚等有助于诊断浸润深度，事先**通过色素内镜对病变范围进行评估**，有助于提高 NBI 放大观察的效果。

对伴有Ⅱb侧向进展等普通白光下难以明确观察到清晰边界的病变，NBI 放大观察可以提高病变范围的辨识度。但是，由于分化癌**易出血**，所以对边界不清部位进行放大观察，应采用中低倍放大，参考色素内镜的观察结果，从病变外侧及非肿瘤部位开始进行观察，这一点十分重要。

观察时的要点

①通过普通白光观察评估病灶存在部位、大小、肉眼分型。

②确认注气、吸气时病变的形态变化，评估有无伸展不良。

③在 NBI 观察中，为避免接触病变出血，在口侧正常黏膜固定放大黑帽的同时轻轻吸引，从病变和非病变的边界开始进行观察。

④吸引时，注意镜头活检孔的位置，与病变保持距离进行吸引。另外，为了不使画面变暗，观察时要注意光源的位置。

▌ 2. 如何判断内镜所见

（1）普通白光观察

胃窦前壁、直径约10 mm、伴发红及边缘隆起的浅凹陷型病变（图1A）。注气后病变的

伸展良好(图 1B)。在色素内镜下,病变边界部位呈蚕食像,凹陷内部可见颗粒状隆起(图2A)。

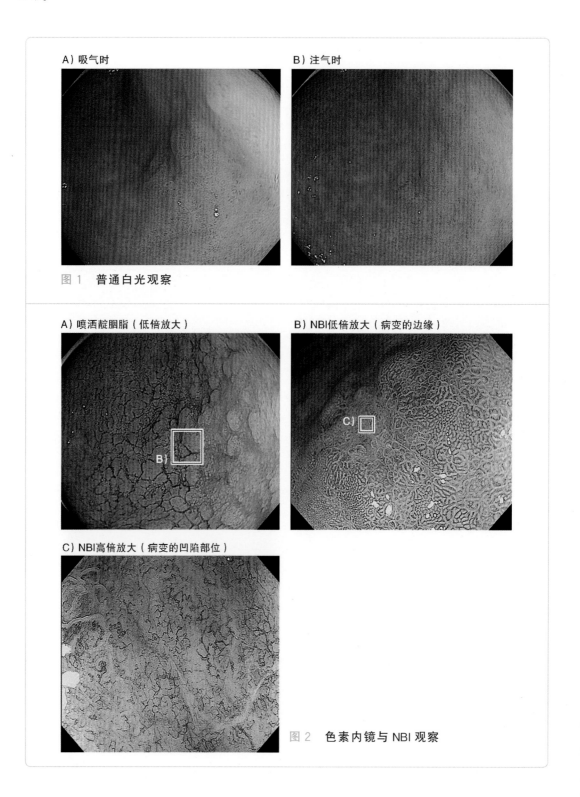

A)吸气时

B)注气时

图 1　普通白光观察

A)喷洒靛胭脂（低倍放大）

B)NBI低倍放大（病变的边缘）

C)NBI高倍放大（病变的凹陷部位）

图 2　色素内镜与 NBI 观察

(2)NBI 观察

病变部位呈浅褐色区域,在病变边缘存在边界(DL)(图 3A)。凹陷部位的血管形态、表面构造都是不规则的(图 3B)[1]。异型血管呈细网状态(FNP)[2],病理诊断为分化癌。

内镜诊断 分化癌

3. 病理诊断

病变凹陷处见肿瘤细胞类圆形,核增大,形成不规则腺管结构,排列密集,局限于黏膜内,未见脉管侵犯(图 4、5)。

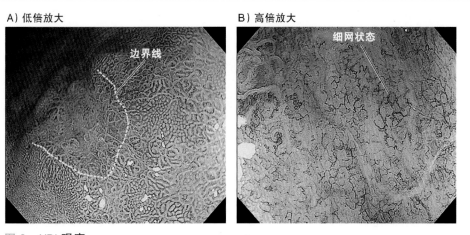

A) 低倍放大　　　　　　　B) 高倍放大

边界线　　　　　　　　　细网状态

图 3　NBI 观察

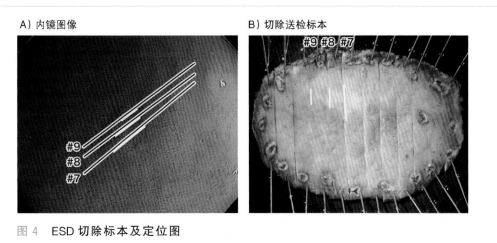

A) 内镜图像　　　　　　　B) 切除送检标本

#9 #8 #7

#9
#8
#7

图 4　ESD 切除标本及定位图

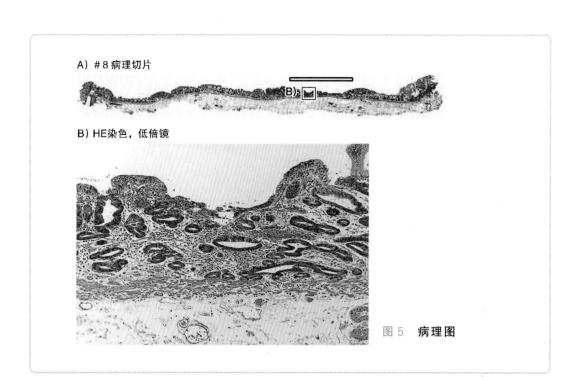

A) #8病理切片

B) HE染色，低倍镜

图5 病理图

最终诊断 Type 0-Ⅱc,8 mm×8 mm,tub1>tub2,pT1a(M),ly(－),v(－),pHM0,
pVM0

参考文献

[1] Muto M,et al:Magnifying endoscopy simple diagnostic algorithm for early gastric cancer(MESDA-G).
Dig Endosc,28:379-393,2016

[2] Nakayoshi T,et al:Magnifying endoscopy combined with narrow band imaging system for early gastric
cancer:correlation of vascular pattern with histopathology(including video). Endoscopy,36:1080-1084,
2004

二、肿瘤与非肿瘤的鉴别及病变范围诊断

（二）病例

病例4　分化癌（0-Ⅱc、SM2）

小林雅邦，炭山和毅

病例 **4**

【患　者】　男性，70多岁。

【现病史】　本院行上消化道内镜检查，发现胃体上段大弯近后壁直径约40 mm的凹陷型病变（图1~4）。

1. 观察时的注意点

在日本，对早期胃癌内镜下切除绝对适应证的定义为：直径小于20 mm分化癌（黏膜内癌），UL（−）[1]。因此，在观察像本例**直径20 mm以上的早期胃癌**时，需要**对病变组织分型、浸润深度、有无UL进行评估**，判断病变是否属于ESD治疗的扩大适应证。放大内镜对良恶性鉴别和水平方向的病变范围诊断是有效的，但对浸润深度诊断的有效性尚未达成共识，**通过常规的普通白光观察进行评估仍是主流**。另外，虽然没有证据表明超声内镜（EUS）的诊断准确性超过白光内镜，但是运用EUS检查，有时确实能够对浸润深度进行有效诊断。

观察时的要点

①对直径超过20 mm的早期胃癌，应评估病变是否属于内镜下切除的扩大适应证。

②由于尚未达成放大内镜诊断浸润深度的共识，目前主要通过白光内镜观察来诊断。

③在白光内镜下对浸润深度难以判断时，也可考虑进行EUS。

2. 如何判断内镜所见

(1) 普通白光观察

胃体上段大弯近后壁见发红的凹陷内隆起病变（图5A），直径约45 mm，病变边缘略褪色，易出血，边界模糊。在喷洒靛胭脂后，在无凹陷隆起的肛侧可见黏膜纠集（图5B）。

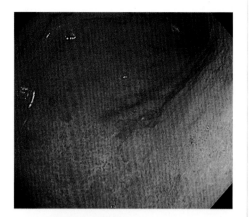

图 1　普通白光观察

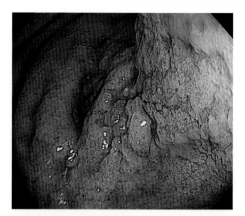

图 2　色素内镜观察

A）低倍放大（病变口侧边缘）

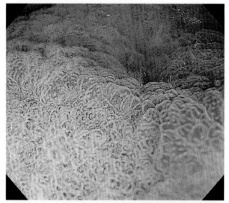

B）高倍放大（病变中心部）

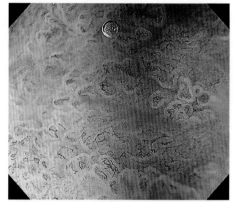

C）高倍放大（病变肛侧边缘，存在 VEC）

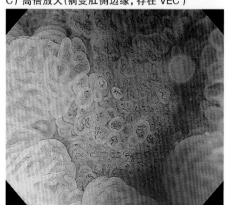

图 3　NBI 观察

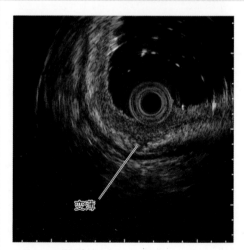

图 4　EUS

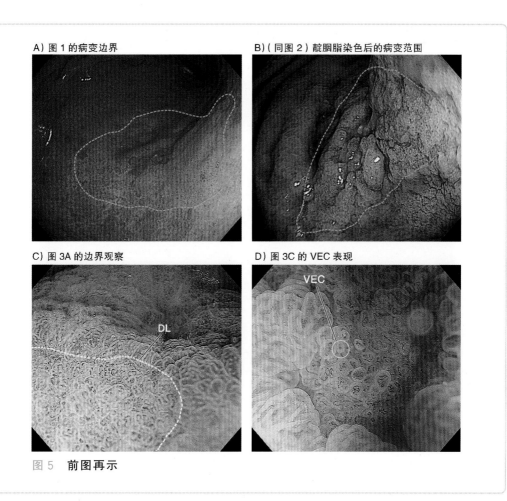

A) 图1的病变边界

B)（同图2）靛胭脂染色后的病变范围

C) 图3A 的边界观察

DL

D) 图3C 的 VEC 表现

VEC

图5　前图再示

(2)NBI 观察

病变部位呈浅褐色区域，边缘处可见边界(DL)（图 5C）。病变部位血管形态、表面构造均不规则[2]（图 3B）。此外，肛侧可见上皮环内血管(VEC)（图 5D）[3]。

(3)EUS

在 EUS 观察中，胃壁显示 5 层，病变位于**第 2 层**，表现为**低回声肿瘤**。此外，可见第 3 层部分变薄（图 4）。

（内镜诊断）　分化癌(SM 浸润癌)

3. 病理诊断（图 6）

黏膜内为中分化管状腺癌（图 6B），黏膜下层浸润部位存在低分化腺癌（图 6C）为主体的肿瘤性病变。浸润深度为 1200 μm。

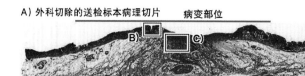

A）外科切除的送检标本病理切片　　病变部位

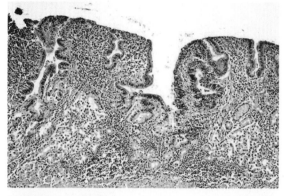

B）HE染色，黏膜内

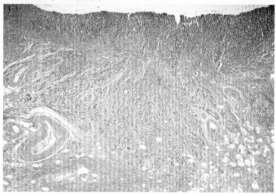

C）HE染色，SM浸润部

图 6　病理图

最终诊断 type 0-Ⅱc,48 mm×45 mm,tub2＞tub1＞por2,pT1b2(SM2),ly0,v1,
PM0,DM0

参考文献

［1］「胃癌治疗ガイドライン 第 4 版」(日本胃癌学会/ 编),金原出版,2014
［2］Muto M,et al:Magnifying endoscopy simple diagnostic algorithm for early gastric cancer(MESDA-G).
Dig Endosc,28:379-393,2016
［3］Kanemitsu T,et al:The vessels within epithelial circle(VEC) pattern as visualized by magnifying endoscopy with narrow-band imaging(ME-NBI) is a useful marker for the diagnosis of papillary adenocarcinoma:a case-controlled study. Gastric Cancer,17:469-477,2014

二、肿瘤与非肿瘤的鉴别及病变范围诊断

（二）病例

病例5　隆起（胃底腺型胃癌）

樺　俊介，炭山和毅

病例 ⑤

【患　者】　男性，40 多岁。

【现病史】　主诉上腹部疼痛，于外院行上消化道内镜检查，发现胃大弯隆起型病变，表面光滑伴散在黑色斑点，未行活检，介绍至我科行进一步检查和治疗。

▍1. 观察时的注意点

胃底腺型胃癌是 2010 年提出的新的胃癌组织分型。**好发于胃上部无 Hp 感染的胃底腺黏膜**。大多呈**褐色样**，偶见发红。多呈表面光滑，有轻微的黏膜下肿瘤样隆起表现，一般胃癌中较为常见的凹陷型病变，出现在该部位的比例不足 40%。胃底腺型胃癌大多以 RAC 阳性的非萎缩黏膜为背景，缺乏表层上皮变化，因此有时很难发现。需掌握其好发部位，注意观察黏膜的细微色泽变化和凹凸状态。

有报道称，普通白光下可观察到**黑色素沉着**。服用质子泵抑制药和类固醇药物也会存在黑色素沉着，因此不具有特异性。尽管如此，大约半数以上胃底腺型胃癌会伴有黑色素沉着的表现。

▍2. 如何判断内镜所见

(1) 普通白光观察

病变位于胃体上段大弯侧，表现为轻微的隆起，黑色斑点明显（图 1A）。隆起角度平缓，呈现为直径约 10mm 的黏膜下肿瘤样隆起（图 1B）。接近观察见表面结构尚存，可见扩张的树枝样分支血管，中央部略微凹陷（图 1C、D）。背景黏膜是 RAC 阳性的非萎缩黏膜。

(2) NBI 观察

隆起部位的表面结构与背景黏膜无明显不同，随着向病变内部观察，发现略有扩张的倾向。未见明显的表面结构消失和模糊（图 2A）。在中央凹陷部，观察到血管前端变细、消失（图 2B）。病变其他部位与背景黏膜的血管形态相同，无法判断边界。

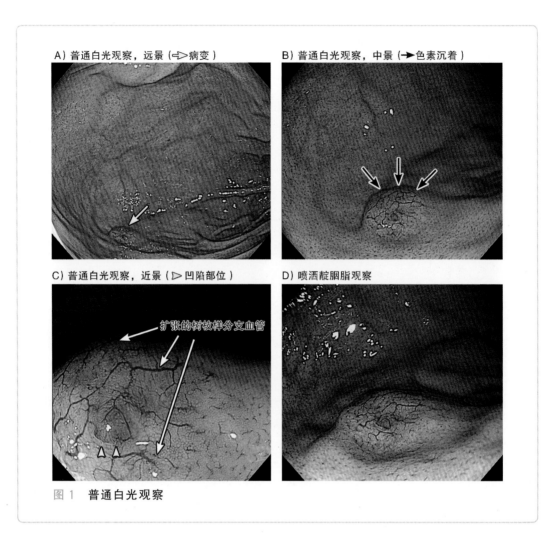

图1 普通白光观察

A）普通白光观察，远景（⇨病变）

B）普通白光观察，中景（➡色素沉着）

C）普通白光观察，近景（▷凹陷部位）

扩张的树枝样分支血管

D）喷洒靛胭脂观察

（3）超声内镜观察结果（图3）

EUS下显示7层结构，病变位于第2层（黏膜固有层）为主的增厚低回声区域。内部回声粗糙，存在多处较小的无回声区，提示囊泡状结构。病变被第1层的表层上皮覆盖，这与一般胃癌的表现不同。第3层（黏膜下层）变薄，肿瘤局灶向黏膜下层浸润，由此预测浸润深度为**黏膜下层深层**（SM2）。

观察时的要点

①胃底腺型胃癌在白光下呈现褪色或正常背景颜色，与一般胃癌相比，常难以发现。

②类似本例的表现，病变部位大部分被正常黏膜所覆盖，没有完全显露，在色素内镜和NBI下的表现不明显。

③发现扩张的树枝样分支血管、轻度的隆起及黑色素沉着时，应主动进行活检。

④异型度较低的病变，有时会被病理误诊为非肿瘤病变。病理诊断时需同时进行免疫组化，需要与病理医师提前沟通说明。

图 1D 再示

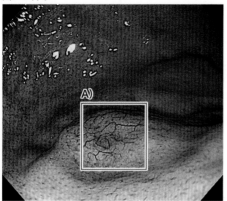

图 2　NBI 联合放大观察

B) ◎血管形态变细，不清晰

A) 低倍放大

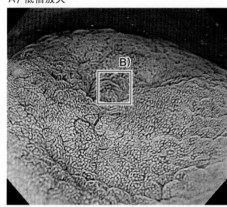

B) 高倍放大（凹陷附近）

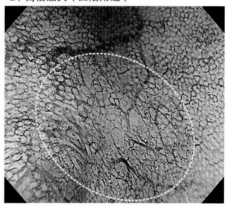

表层上皮（第 1 层）

黏膜固有层（第 2 层）

囊泡状结构

黏膜下层（第 3 层）

固有肌层（第 4 层）

图 3　EUS

3. 病理诊断

ESD 切除标本如图所示(图 4A、B)。可见类似胃底腺(壁细胞和主细胞)的肿瘤细胞形成不规则腺管样结构并增生,位于内镜下所见凹陷处的中心部位,浸润至黏膜下层,向表层生长(图4C、D)。在病变的边缘,病灶主体向黏膜下层浸润,其表层覆盖非肿瘤小凹上皮。被肌层

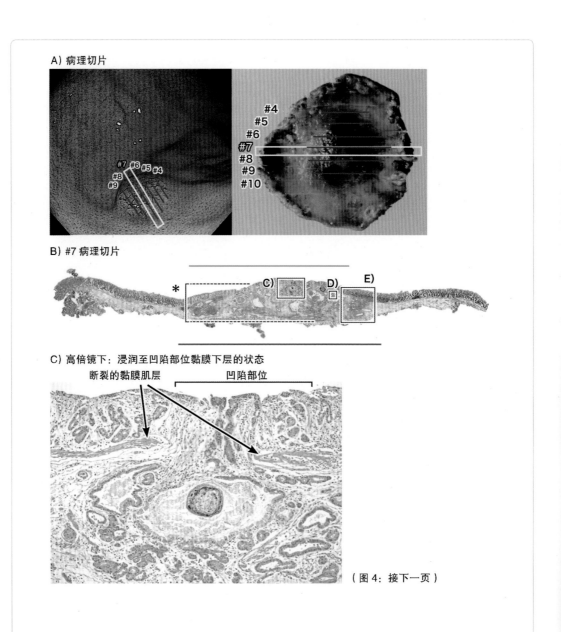

A）病理切片

#4
#5
#6
#7
#8
#9
#10

#7 #6 #5 #4
#8
#9

B）#7 病理切片

* C) D) E)

C）高倍镜下：浸润至凹陷部位黏膜下层的状态

断裂的黏膜肌层　　　凹陷部位

（图 4：接下一页）

D）高倍镜下:与胃底腺类似的肿瘤细胞增生

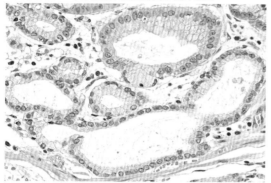

E）低倍镜下:肿瘤扩散到黏膜及黏膜下层

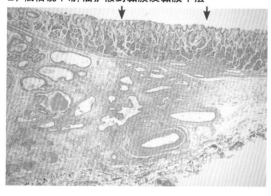

图 4　病理组织检查所见

B）—可见黏膜表层露出的区域

　　—黏膜下层浸润区域，* 向黏膜下
　　层的垂直浸润深度（1600 μm）

E）➤黏膜病变进展范围

　　➤黏膜下层浸润灶进展范围

A）HE 染色

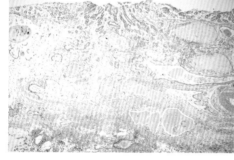

B）MUC6

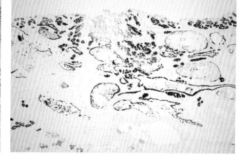

C）pepsinogen-Ⅰ

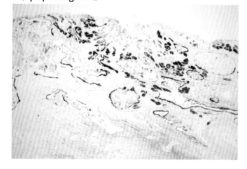

D）H$^+$/K$^+$-ATPase

图 5　诊断胃底腺型胃癌的相关免疫组化

隔开的黏膜病变和黏膜下层浸润灶,向侧方边缘进展并逐渐分离(图 4E)。在免疫染色中,黏膜内和黏膜下层浸润灶均为 pepsinogen-Ⅰ,H$^+$/K$^+$-ATPase,MUC6,MUC5AC 阳性,肠表型标记物 CD10,MUC2 为阴性,由此诊断为胃底腺型胃癌(图 5)。

最终诊断 胃底腺型胃癌 Type 0-Ⅱa,13 mm×10 mm,tub1＞＞＞por2,pT1b2(SM2 depth:1600 μm),ly0,v0

二、肿瘤与非肿瘤的鉴别及病变范围诊断

(二)病例

病例6 未分化癌（0-Ⅱc、M）

樺　俊介，炭山和毅

病例 **6**

【患　者】　女性，60多岁。

【现病史】　主诉上腹部不适，于外院行上消化道内镜检查，发现胃体下段小弯凹陷型病变，活检病理示低分化腺癌。来我院行进一步内镜精查和治疗。

1. 观察时的注意点

分化癌来源于肠上皮化生，而**未分化癌**发生于黏膜下层的腺颈部，所以对**没有萎缩的胃底腺区域也要特别留意**。另外，在观察到由Hp感染引起的**鸡皮样胃炎和皱襞肥大型胃炎时**，即使患者比较年轻，也要考虑存在未分化癌的风险。

未分化型胃癌以腺颈部横向浸润增殖式进展，呈凹陷型，颜色大多不像分化癌那样发红，而是呈**发白褪色**。特别是在**萎缩边界附近**较为多见，病变进展到萎缩黏膜区域时，由于与背景相同，难以发现和判断病变范围。

多数病例通过**喷洒靛胭脂**可以明确病变范围。但是有正常腺管覆盖或从腺颈部开始向四周扩散生长的，这样的病变表面凹凸不是很明显，因此喷洒靛胭脂也不能明确病变范围。而通过NBI或**减少空气量**能够看出轻微的黏膜皱襞差异。另外，对怀疑为未分化癌的病变，要进行边缘黏膜的阴性活检。

观察未分化癌的要点

①观察时，不仅要注意萎缩区域的黏膜变化，对年轻或Hp阴性的患者，也要关注胃底腺区域出现的褪色发白、凹陷及自发性出血等表现。

②未分化癌的特征是无边缘隆起的断崖状凹陷，以及残留的岛状隆起（剩余黏膜）。

③若怀疑为未分化癌，应考虑到病变可能在黏膜下层腺颈部增殖扩散生长，内镜下难以判断病变范围，治疗前需要进行四象限的阴性活检。

④喷洒靛胭脂,有可能会使病变范围变得不清。因此,染色前尽可能地使用普通白光观察进行范围诊断。

▼ 2. 如何判断内镜所见

(1)普通白光观察、喷洒靛胭脂观察

可见胃体下段小弯近后壁直径为 25～30 mm 的凹陷病变,呈褪色状(图 1B、C ▷所示)。因为是在靠近萎缩边界形成非常浅的凹陷,所以很难被发现。胃癌中也有很多像本例这样伴有**自发性出血**的病变,通过这一点有助于检出病变(图 1)。凹陷内部伴有发红的岛状**结节样隆起(剩余黏膜)**。未见明显的边缘隆起及凹陷边缘呈**虫食状**。在本例中,通过喷洒靛胭脂能够更加清晰地呈现凹陷部位(图 2)。根据以上情况,怀疑是未分化癌,进行了详细检查。

在普通白光观察的**范围诊断**中,从病变周围的非肿瘤向病变方向观察,发现微小的凹凸、色调、胃小区纹理的改变,可以帮助确定病变范围。边界不清时,通过前面所说的改变 Enhance 强调模式和调节空气量的方法,在喷洒靛胭脂之前,通过**普通白光观察**尽可能进行范围诊断。

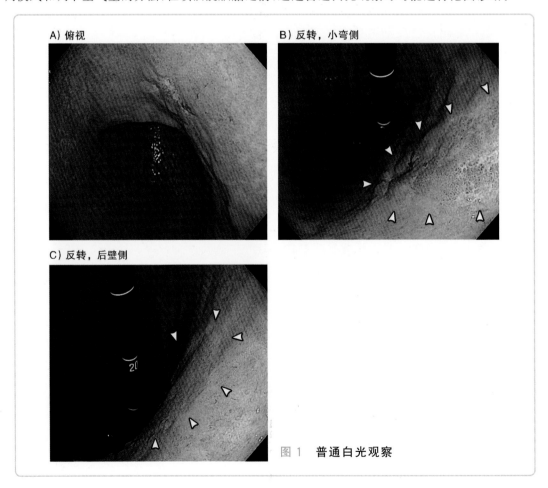

A) 俯视
B) 反转,小弯侧
C) 反转,后壁侧

图 1 普通白光观察

本院为了便于评估皱襞纠集和胃壁的伸展状态，通过**喷洒靛胭脂判断浸润深度**。在本例中，虽然观察到了胃壁硬化表现，考虑是由于病变下方形成的纤维化瘢痕所致（图 2A），注气后病变整体的伸展性良好，没有皱襞前端的棍棒样肿大，以及黏膜下肿瘤样隆起等表现，因此判断是以黏膜内癌为主体的病变。

(2)NBI 联合放大观察

NBI 联合中低倍放大观察，背景黏膜在胃底腺和幽门腺的中间带呈现 Sakaki 分型的 BC 类型。病变表面构造消失（AMSP），验证了白光观察下所见的浅凹陷 DL（图 3A）。在凹陷部位的高倍放大观察中，发现了螺旋状的异型血管（CSP），与未分化癌的表现相同（图 3B）。

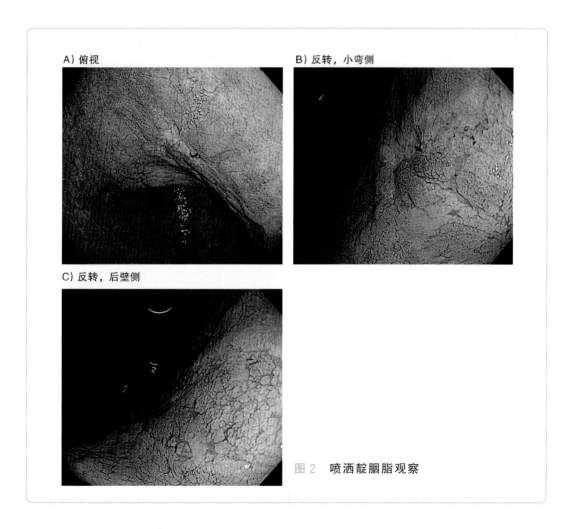

A）俯视

B）反转，小弯侧

C）反转，后壁侧

图 2 喷洒靛胭脂观察

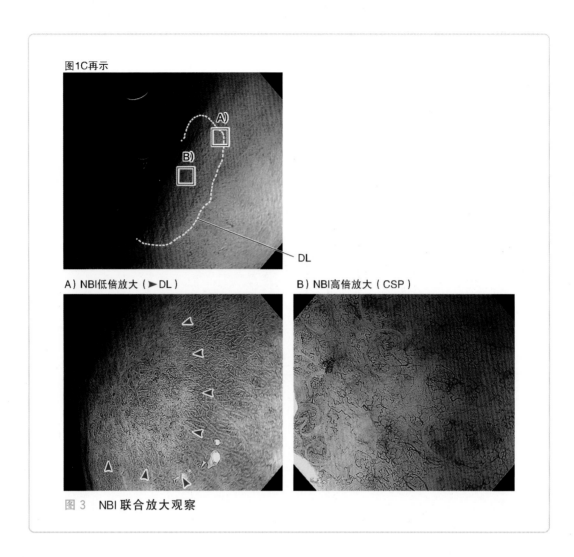

图1C再示

DL

A）NBI低倍放大（▶DL） B）NBI高倍放大（CSP）

图3 NBI 联合放大观察

内镜诊断 未分化癌（肉眼型 0-Ⅱc，预测浸润深度 M，UL＋）

▰ 3. 病理诊断

胃大切手术标本的病理图如图 4 所示。表层上皮部分保留，肿瘤细胞在黏膜中层呈渗透性浸润（图 4B），残留少量稀疏腺体隐窝，肿瘤细胞不形成腺管结构。高倍镜下细胞核被挤压在一边，胞浆嗜酸呈印戒细胞，诊断为未分化癌（印戒细胞癌）（图 4C）。病变下方的黏膜下层伴有纤维化，但黏膜肌层保持正常状态，未发现黏膜下层浸润。

A）病变中央的病理切片(低倍镜)

病变范围

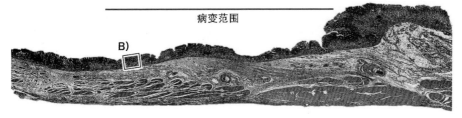

B）病理切片(中倍镜)

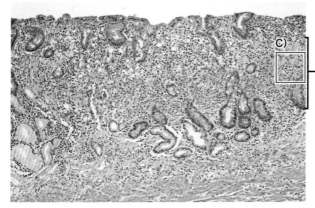

C)

生长在黏膜中层(腺颈部)的肿瘤组织

C）高倍镜下：印戒细胞癌

印戒细胞癌

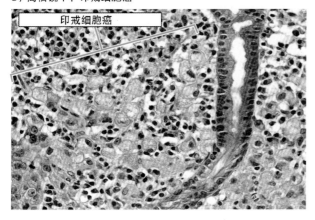

图4 病理图

最终诊断 Type 0-Ⅱc,28 mm×19 mm,sig>por2,pT1a(M),ly0,v0

二、肿瘤与非肿瘤的鉴别及病变范围诊断

（二）病例

病例7　未分化癌（0-Ⅱc、SM2）

樺　俊介，炭山和毅

病例 7

【患　者】　女性，60多岁。

【现病史】　患者因贫血待查行上消化道内镜检查，诊断胃窦凹陷型病变为低分化癌，来我科行内镜精查。

1. 观察时的注意点

典型的**未分化癌**在**无明显的萎缩背景黏膜**时，常形成边缘呈断崖状**明显的凹陷**。即使是黏膜内癌，也容易形成黏膜下层的瘢痕纤维化，伴有黏膜纠集、皱襞集中等表现，有时难以与黏膜下层（SM）深部浸润癌鉴别。因此，与分化癌相比，未分化癌的**浸润深度容易误判为比实际情况更深**。在未分化癌中，病变如出现显著发红、凹陷面无结构、病变边缘呈黏膜下肿瘤样隆起、皱襞粗大集中、凹陷边缘皱襞前端趋于融合等表现，则可怀疑为SM深部浸润。

除了观察色调变化以外，**配合使用靛胭脂染色**更易辨认病变隆起形态、皱襞变化等。采用吸气法也能更容易观察皱襞及凹陷边缘，但要注意调整注气量，对病变反复进行观察。此外，就分化癌而言，若发现病变凹陷内隆起，则怀疑为SM深部浸润；但对于未分化癌，即使是**黏膜内癌**，凹陷内存在**剩余黏膜**的情况也很常见，因此需要注意。

2. 如何判断内镜所见

(1)普通白光观察及靛胭脂染色观察

胃窦前壁可见直径约20 mm的发红凹陷病变（图1）。虽然很难预测目前的病变类型，但喷洒靛胭脂后，可清楚观察到边缘清晰呈断崖状的凹陷。病变色调发红，但不能排除未分化癌的可能，需要进一步详细检查（图2A）。

该病变周围隆起，但与分化癌中出现的边缘隆起形态不同。黏膜下有肿瘤样平缓突起，病变整体呈台状上举（图2A ⇨所示）。减少注气量，凹陷边缘可清晰观察到**皱襞集中，并伴有前端增粗融合**等表现（图2B）。典型的未分化癌多为褐色发白，但本例呈显著发红色调，局部覆有白苔，凹陷面无结构，因此怀疑是暴露的SM癌。综上，推测病变为SM深部浸润。

A）注气量较多

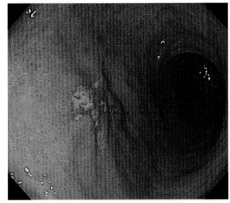

B）注气量较少

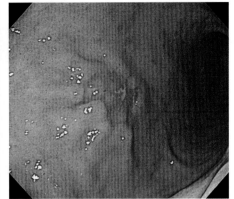

图1　普通白光观察

A）注气量较多

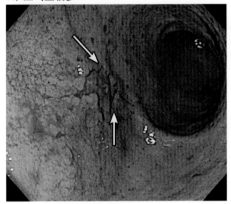

B）注气量较少

皱襞前端增粗

皱襞融合

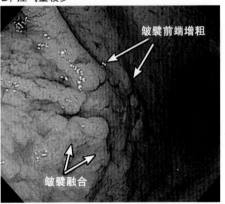

图2　靛胭脂染色观察

(2)NBI 联合放大观察

NBI 联合中低倍放大观察，可见病变表面构造模糊或消失，并可确定与凹陷部位大体一致的边界（图 3A、B ►所示）。在凹陷边缘很小的部分区域，可见异型血管延伸至凹陷外侧，这种表现反映了病变在黏膜下层（腺颈部）向侧方进展（图 3B、D，图 5B）。凹陷处高倍放大观察可见螺旋状异型血管（CSP），这是未分化癌的典型表现（图 3C、D）。

(3)超声内镜影像（图 4）

胃壁显示 7 层结构，病灶位于第 2 层（黏膜层）增厚的低回声区。中央处可见向第 3 层（黏膜下层）浸润的凸起状病变影像，可观察到黏膜下层变薄。EUS 下推测病变为 SM 深部浸润。

图 2B 再示

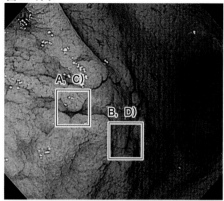

图 3　NBI **联合放大观察**

B)⇨到达凹陷外侧异型血管

D)⟲ 凹陷边缘,➡延伸至凹陷外侧的隐窝
　　上皮下进展区域

A) □的低倍放大

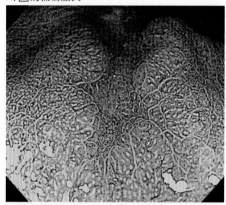

B) □的低倍放大

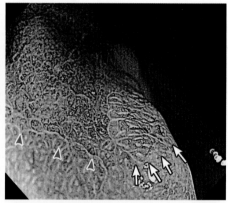

C) □的高倍放大

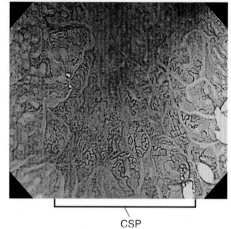

CSP

D) □的中倍放大

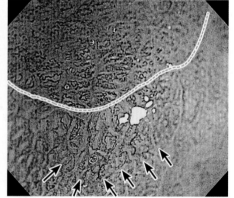

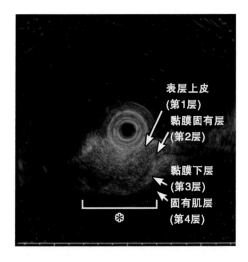

表层上皮
(第1层)
黏膜固有层
(第2层)
黏膜下层
(第3层)
固有肌层
(第4层)
❋

图 4　超声内镜

＊黏膜下层浸润部分

内镜诊断　未分化癌（肉眼型 0-Ⅱc，预测浸润深度 SM2）

未分化癌的浸润深度诊断要点

①未分化癌大范围浸润黏膜下层后，常出现间质纤维组织高度增生、周围黏膜纠集、皱襞密集增粗、胃壁增厚硬化等 SM 深部浸润的明显表现。

②多数未分化癌呈褪色发白，但像本例呈发红色调的病变也并非罕见，这也是 SM 深部浸润的表现之一。

③未分化癌的 SM 深部浸润表现：显著发红，凹陷面无结构，胃壁伸展不良（胃壁增厚、硬化），皱襞纠集/增粗，皱襞前端融合，黏膜下肿瘤样隆起。

◤ 3. 病理诊断

图 5 为胃大切标本。病变主要由丰富的、具有嗜酸性胞浆的印戒细胞组成，不形成腺管结构，弥漫分布（图 5A、B）。诊断为未分化型胃癌（图 5C、D）。病变向黏膜下层广泛浸润（图 5C），深层浸润部分可见低分化腺癌成分。

印戒细胞癌在黏膜内大量增生，通常会导致伴有丰富纤维化间质的硬性腺癌（por2）向黏膜下层浸润，由此产生了内镜下表现的黏膜严重纠集、皱襞密集、胃壁增厚及硬化等现象。

A）病变中央部位病理切片(低倍镜)

病变范围

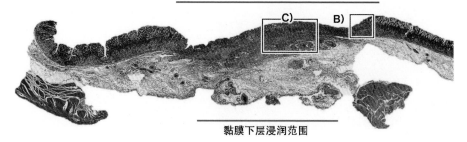

黏膜下层浸润范围

B）癌与正常黏膜的分界区域

由于病变向腺颈部侧方发展
残留的隐窝上皮

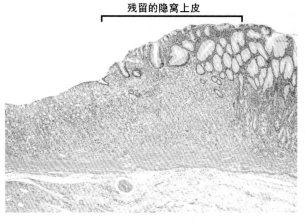

C）中倍镜

黏膜下层浸润部分

D)

黏膜固有层

黏膜肌层

呈断片状的黏膜肌层

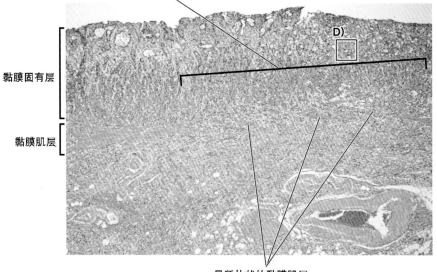

（图5：接下页）

D）印戒细胞癌（图5C □ 的高倍镜观察）

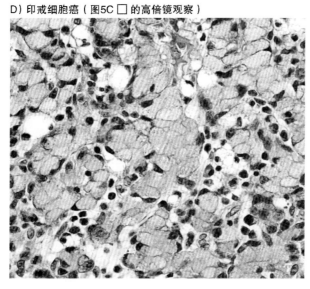

图 5　病理图

最终诊断　Type 0-Ⅱc,28 mm×19 mm,sig>por2,pT1b2(SM2 2500 μm),ly0,v1

二、肿瘤与非肿瘤的鉴别及病变范围诊断

（二）病例

病例8　MALT淋巴瘤

松井寛昌，小林雅邦，廣岡信一，炭山和毅

病例 8

【患　者】　女性，30多岁。

【现病史】　患者行消化道造影提示：胃体中段前壁皱襞密集。行上消化道内镜检查，同一部位见皱襞密集的溃疡型病变，活检病理回报示MALT淋巴瘤，来我院行内镜精查及治疗。

1. 观察时的注意点

消化道恶性淋巴瘤的组织分型中，MALT（mucosa associated lymphoid tissue）淋巴瘤和DLBCL（diffuse large B-cell lymphoma）占 $70\%\sim80\%$。在日本，应用较广的胃恶性淋巴瘤肉眼分型有两种，一种是佐野分型（表层型、溃疡型、隆起型、弥漫浸润型、巨大皱襞型）[1]，一种是八尾分型（表层扩大型、肿瘤形成型、巨大皱襞型）[2]。胃MALT淋巴瘤的肉眼分型多数为表层型或表层扩大型，但实际在内镜观察中，MALT淋巴瘤可呈现糜烂、溃疡、铺路石状黏膜、类似早期胃癌表现、黏膜颜色发白、黏膜下肿瘤样隆起等多种形态（图 1），**仅通过普通白光观察很难与胃炎和胃癌相鉴别**[3]。

NBI观察MALT淋巴瘤常伴有腺管结构完全或部分消失、肿大膨胀、血管形态不均、走向不规则等表现[4~6]。其病理诊断在常规HE染色基础上，还**必须进行免疫组化检测**。内镜检查时，最好从病变部位充分采集活检样本。因此，在常规普通白光观察的基础上，再**联合NBI观察下靶向活检**，诊断精度有望提高。但由于MALT淋巴瘤具有向黏膜肌层下浸润生长的趋势，病变表面往往覆盖正常黏膜，**采集样本时要注意深挖活检**。另外，由于细胞异型程度较低，MALT淋巴瘤常被误诊为淋巴结反应性增生、炎细胞浸润等，因此在内镜检查发现疑似淋巴瘤时，应及时与病理医师进行沟通，建议追加免疫组化等相关病理检测。

观察时的要点

①内镜观察下，MALT淋巴瘤常呈多样性表现。

②联合NBI观察，对病变表面构造异常的部位进行靶向活检。

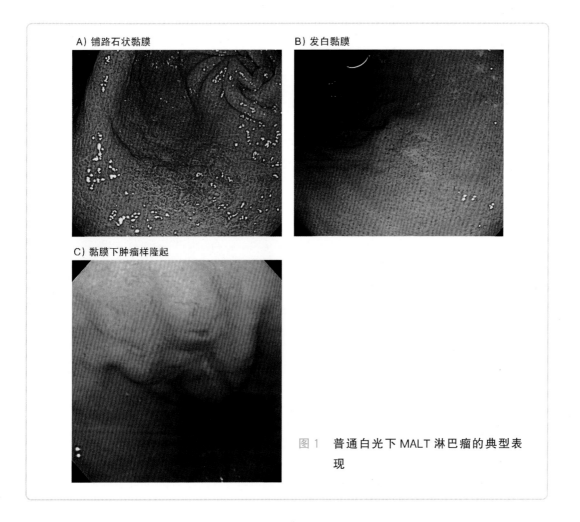

A) 铺路石状黏膜

B) 发白黏膜

C) 黏膜下肿瘤样隆起

图 1 普通白光下 MALT 淋巴瘤的典型表现

③由于活检的正诊率较低,需要充分采集活检样本,行多处活检或深挖活检。

④及时告知病理医师考虑为胃 MALT 淋巴瘤,建议追加免疫组化等相关病理检测。

2. 如何判断内镜所见

(1)普通白光观察

胃体下部前壁可见一处直径约 20 mm 的轻微凹陷病变,伴皱襞纠集表现,颜色为发红与褪色的混合色调,边界较清晰(图 2A)。注气后伸展良好,未见皱襞粗大及融合。色素内镜观察下可见凹陷内存在大小不等颗粒样黏膜,未见糜烂、溃疡(图 2B)。

(2)NBI 观察

病变表面构造消失或不明显区域与类圆形的腺管交错混杂存在(图 3A、B)。病变与周围黏膜无明显分界。此外可观察到轻微扩张的血管(图 3C ⇨所示)。

A）普通白光观察

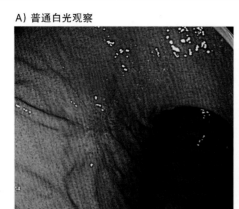

B）色素内镜观察

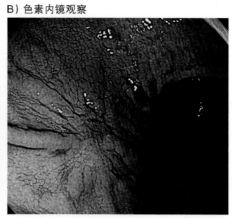

图 2　上消化道内镜观察图像

A）中倍放大

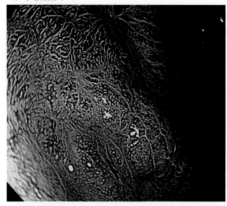

B）高倍放大

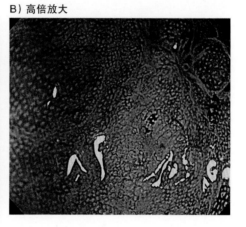

C）高倍放大（⇨可见扩张的血管）

图 3　NBI 观察

内镜诊断　MALT 淋巴瘤（表层型，表层扩大型）

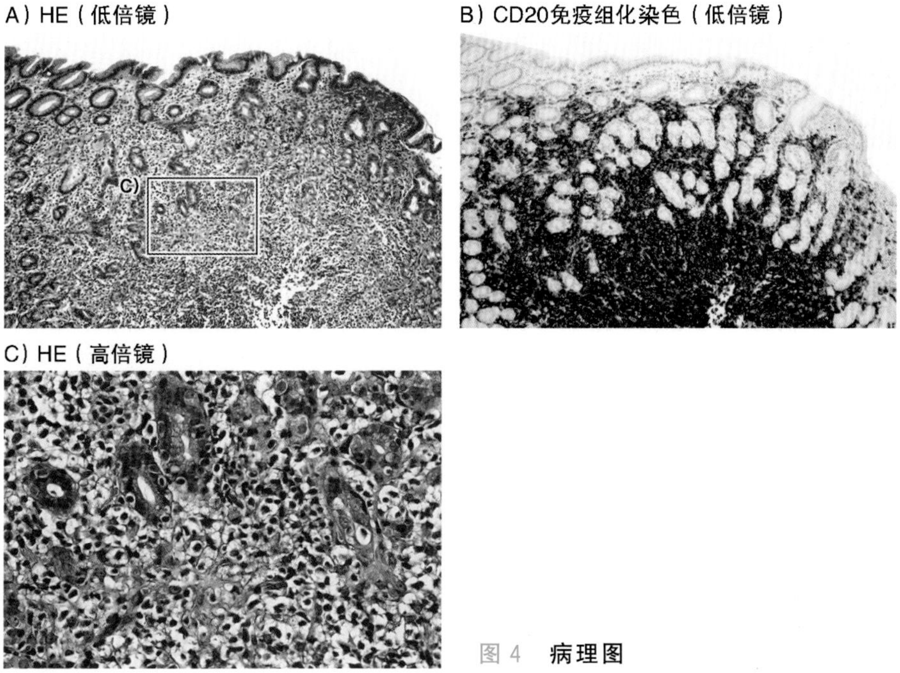

A) HE（低倍镜）　　B) CD20免疫组化染色（低倍镜）

C) HE（高倍镜）

图 4　病理图

3. 病理诊断（图 4）

　　观察可见小至中等大小的异型淋巴细胞（中心细胞样细胞）在黏膜内弥漫性增生，其细胞形态不规则，核染色质深染，胞浆透亮。由于淋巴细胞浸润，腺体结构破坏、变形，可见淋巴上皮病变。

　　免疫组化结果：CD20（＋），CD79a（＋），CD3（－），CD5（－），CD10（－），CD43（＋），cyclin D1（－）。

最终诊断　MALT 淋巴瘤（Wotherspoon Grade 5）

参考文献

［1］　佐野量造：胃の肉腫.「胃疾患の临床病理」(佐野量造／ 著)，pp260-267，医学书院，1974

［2］　八尾恒良，他：胃悪性リンパ肿の集计成绩. 胃と肠，15：905-908，1980

［3］　中村常哉，他：Helicobacter pylori 除菌疗法による胃 MALT リンパ肿の形态变化. 胃と肠，34：1353-1366，1999

［4］　Ono S，et al：Characteristics of magnified endoscopic images of gastric extranodal marginal zone B-cell lymphoma of the mucosa-associated lymphoid tissue，including changes after treatment. Gastrointest Endosc，68：624-631，2008

［5］　Ono S，et al：Magnified endoscopic images of gastric MALT lymphoma before and after treatment. Endoscopy，39 Suppl 1：E328，2007

［6］　Isomoto H，et al：Magnified endoscopic findings of gastric low-grade mucosa-associated lymphoid tissue lymphoma. Endoscopy，40：225-228，2008

二、肿瘤与非肿瘤的鉴别及病变范围诊断

（二）病例

病例9　难以诊断范围的病例（0-Ⅱc+Ⅱb、M）

阿部清一郎

病例 9

【患　者】　男性，80 多岁。

【现病史】　患者体检行上消化道内镜检查，发现胃部病变。

▮ 1. 观察时的注意点

正确诊断早期胃癌的侧向进展范围，对于制定治疗方案、确定进行内镜治疗或外科手术的切除范围具有重要意义。诊断侧向进展范围时，大多数病变仅需进行普通白光和色素内镜观察，但也存在一些边界非常不清、难以诊断的病变，需要引起注意，如高低差较小的 0-Ⅱb 病变、由腺颈部发展的牵手爬行癌、未分化癌等。

通过**普通白光**观察确认病变后，再由**病变外侧到内部**观察微小**高低差、色调、黏膜状态**的差别，以此诊断病变范围。此外，通过 NBI **放大观察**，采用相同的方法判断病变边界，可以确定癌和非癌的边界，即病变的侧向进展范围。

观察时的要点

①首先通过普通白光及色素内镜观察推测病变范围。

②采用 NBI 放大观察时，先通过低倍放大观察推测病变范围，之后从该范围的病变外侧（存在疑似边界时扩大观察范围）开始，判断病变边界。

③通过低倍放大观察初步确定病变边界后，使用最大倍率放大沿边界观察，最终确定病变范围。

▮ 2. 如何判断内镜所见

(1)普通白光观察

胃角小弯中段可见一处发红与褪色混合色调的凹陷型病变。病变中央可见瘢痕样显著发红区域，但边界极不清晰(图 1)。

（2）色素内镜观察

喷洒靛胭脂后明显可见一处凹陷，判断凹陷边缘即为病变范围（图2）。

（3）NBI放大观察

低倍放大观察前壁近肛侧（图2□所示），可见清晰的病变边界（图3A ⟳所示），与色素内镜判断的边界一致。高倍放大观察，凹陷内部血管密集形成网状结构（FNP），形态不一，呈**开放型**、**封闭环袢样**，血管分布及排列也不对称、不规则（IMVP）。此外，可见**大小不等的弧形、多边形隐窝边缘上皮**（不规则表面构造：IMSP）（图3B）。

低倍放大观察前壁近口侧（图2□所示），在色素内镜观察到的沟状结构外侧还存在不同大小的黏膜微小结构，其中夹杂部分非癌黏膜。如➡所示，病变边界存在，但高低差极不明显（图4A）。高倍放大观察，边界内侧存在密集的、大小不等的弧形、类圆形隐窝边缘上皮，可判断出病变范围。此外，可见形态不一、排列不规则的血管形态（图4B）。

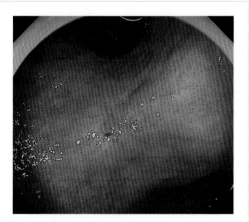

图1　普通白光观察

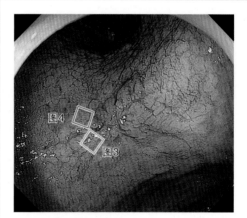

图2　色素内镜观察

A）低倍放大

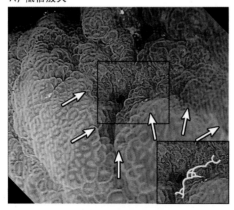

B）高倍放大

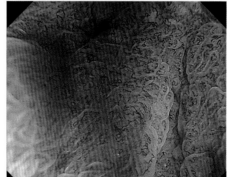

图3　图2□的NBI放大观察

通过以上观察,诊断为侧向进展到前壁的分化型腺癌,在病变的前壁外侧(图 5)标记后,实施了内镜黏膜下剥离术(ESD)(图 6A、B)。

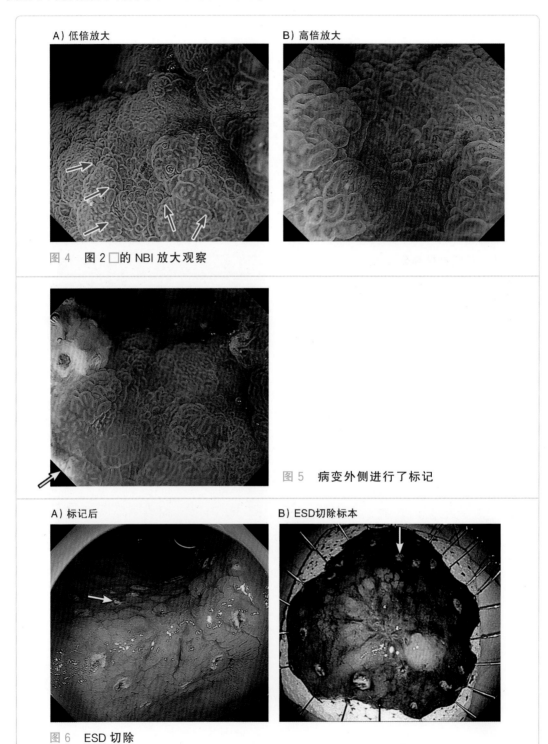

A)低倍放大　　　　　　　　　　B)高倍放大

图 4　图 2□的 NBI 放大观察

图 5　病变外侧进行了标记

A)标记后　　　　　　　　　　B)ESD切除标本

图 6　ESD 切除

观察时的要点

①用色素内镜判断病变的大体范围,再通过 NBI 放大内镜观察,在其范围附近寻找出病变的具体边界。

②通过高倍放大观察,可以诊断高低差不明显区域的病变范围。

3. 病理诊断

可见病变进展至图 7 ▨所示范围。图 4 所示的区域位于♯13 标记处中部,是病变的边缘。在♯13 的平坦隆起区域内可见 Ul-Ⅱs 溃疡瘢痕,与之相连,前壁侧可见平坦部分(图 8A)。中心部分黏膜全层可见高分化管状腺癌的腺体,部分囊性扩张(图 8B ⇨所示)。前侧壁的平坦部分,肿瘤性腺体主要位于黏膜表层,背景黏膜呈肠化(图 8C)。♯15 标记处存在部分烧灼痕迹。

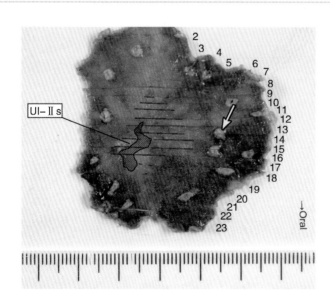

图 7　标本定位图

A) #13 病理切片

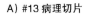

溃疡瘢痕

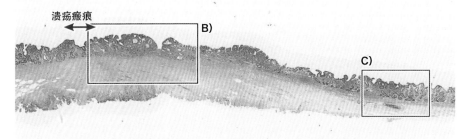

B) 中心部分（中倍镜）

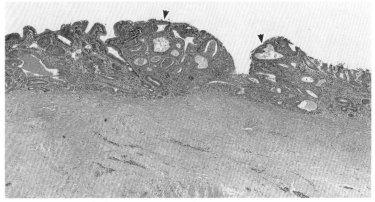

C) 平坦部分（高倍镜）

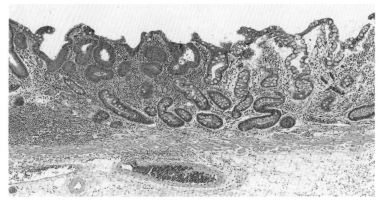

图 8　病理图

最终诊断　M,Less,Type 0-Ⅱc＋Ⅱb,23 mm×20 mm,tub1,pT1a,ly（－）,v（－）, pHM0,pVM1

二、肿瘤与非肿瘤的鉴别及病变范围诊断

（二）病例

病例10　2型、3型进展期癌与胃溃疡的鉴别

川原洋辅，加藤正之

▛ 前言

2、3型胃癌与胃溃疡的鉴别相对容易，不常使用 NBI 和 IEE。但遇到一些难以诊断的病例时，则需要 NBI 和 IEE 来辅助诊断。

病例 10a

【患　者】　男性，60多岁。

【现病史】　因胃部不适，行上消化道内镜检查(图 1)。

▛ 1. 观察时的注意点

在胃癌的基本分类中，肿瘤在胃壁的浸润深度仅**达到黏膜下层**的肉眼形态，称为"**浅表型**"；达到**固有肌层及更深**的肉眼形态，称为"**进展期型**"。另外，从黏膜状态来看，胃癌可分为以下 0 至 5 型。

0 型	浅表型	肿瘤浸润深度仅达到黏膜下层的肉眼形态
1 型	肿瘤型	出现明显的隆起，与周围黏膜的边界清晰
2 型	局限溃疡型	形成溃疡，包围溃疡的胃壁增厚，与周围黏膜的边界形成比较明显的环堤
3 型	溃疡浸润型	形成溃疡，包围溃疡的胃壁增厚，与周围黏膜边界形成不明显的环堤
4 型	弥漫浸润型	既无明显的溃疡，也无环堤，胃壁增厚、硬化，病灶与周围黏膜的边界不明显
5 型	无法分类	难以划分到上述 0～4 型的分类

此外，对于 2、3 型的肿瘤，需要与良性胃溃疡加以区别，必须要仔细观察。

肿瘤与非肿瘤的鉴别，重点在**于溃疡底部的特性、溃疡的边缘及溃疡周围的特性**。2 型肿瘤呈甜甜圈状，溃疡底部的白苔不均匀，易出血，凹凸不平。常见溃疡形态不规则呈溢出样。环堤隆起十分陡峭且凹凸不平，但**边界明显**，缺乏密集的皱襞。**2 型的范围诊断相对比较容易**，由于大多数肿瘤存在环堤，普通白光观察即可发现。

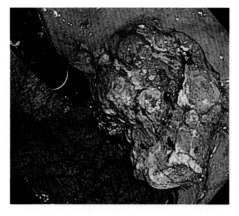

图 1　病例 10a：上消化道内镜检查

观察时的要点

①通过普通白光观察，评估病变所在的部位、大小及肉眼分型。

②确认注气、吸气时的病变形态，评估浸润深度。

③内镜触碰或强力冲洗溃疡部位的白苔会引起出血，因此需要多加注意。

④难以与良性溃疡鉴别时，可以通过对溃疡边缘进行 NBI 观察，确认异型血管加以判断。

　放大观察时要注意避免出血。

▛ 2. 如何判断内镜所见

普通白光观察

在上消化道内镜检查中，普通白光观察时，发现贲门前壁存在直径约 55 mm 的溃疡型肿物，溃疡部位多处附着凹凸不均的薄白苔，易出血（图 1）。包围溃疡的胃壁增厚，形成环堤隆起，与周围黏膜的边界明显。根据以上情况，诊断为典型的 2 型进展期胃癌。

（内镜诊断）　2 型进展期胃癌

▛ 3. 病理诊断

活检组织为中分化至低分化腺癌（por1＞tub2）。

胸腹部 CT 显示，可见肺部多发转移（图 2A ○所示）、肝部多发转移（图 2B ○所示），为四期（Stage Ⅳ）（图 2）。根据以上检查结果，采取了姑息治疗的方案。

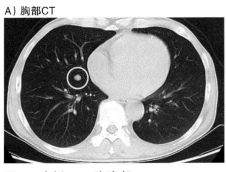

图2 病例10a:胸腹部CT

A）胸部CT

B）腹部CT

最终诊断 Type2,55 mm×55 mm,por1＞tub2,T4b(HEP),M1(PUL)

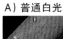
病例10b

【患　者】　男性,70多岁。

【现病史】　体检行上消化道造影检查发现异常病变,来我院进一步行内镜检查（图3）。

▌1. 观察时的注意点

如前所述,肿瘤与非肿瘤鉴别的重点在于溃疡底部的特性、溃疡的边缘及溃疡周围的特性。**3型胃癌**中也会出现溃疡底部白苔不均且易出血、凹凸不平、高于周围黏膜的情况。常可以

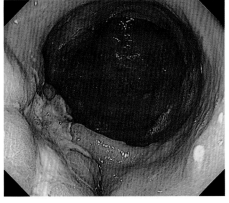
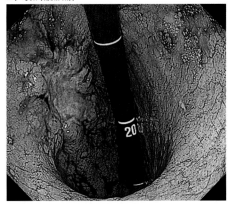

A）普通白光

B）喷洒靛胭脂

图3　病例10b:上消化道内镜检查

看到溃疡边缘呈溢出样。环堤隆起十分陡峭而且凹凸不平，**边界不清**。注气后未见形态改变，皱襞密集伴肿大、融合和蚕食像。**3 型胃癌的范围诊断**，对后续外科选择手术方式很重要。由于已发生出血的病例较多，而 NBI 的血红蛋白波长会使观察病变图像变黑，导致范围识别更加困难，因此需要通过**普通白光和色素内镜观察**，留意胃壁增厚，以及硬化部分因空气变化产生的伸展不良。

观察时的要点
①评估普通白光观察下病变所在的部位、大小及肉眼分型。
②确认注气、吸气时的病变形态变化，评估浸润深度。
③内镜触碰或强力冲洗溃疡部的白苔会引起出血，所以需要加强注意。
④难以与良性溃疡鉴别的病例，可以通过对溃疡边缘进行 NBI 观察确认异型血管进行判断。放大观察时要注意避免出血。
⑤病变已经出血时，通过普通白光和色素内镜观察进行范围诊断。

▌ 2. 如何判断内镜所见

普通白光观察

通过普通白光及靛胭脂染色观察，见胃体下段大弯近前壁直径约 40 mm 溃疡型病变（图3）。溃疡表面凹凸不平，表覆不均匀薄白苔，溃疡的环堤平坦，与周围的边界不明显。诊断为 3 型进展期胃癌。

内镜诊断　3 型进展期胃癌

▌ 3. 病理诊断（图 4）

活检病理为中分化至低分化腺癌。外科实施了幽门远端侧胃切除和毕 I 式胃肠吻合术。

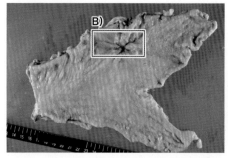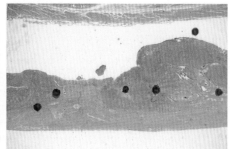

A）切除送检标本　　　B）病理图

图 4　**病例 10b：外科切除送检标本和病理图**

病例 **10c**

【患　者】　男性，60多岁。

【现病史】　进食中出现剑下痛，行上消化道内镜检查（图5）。

1. 观察时的注意点

对于溃疡，要特别注意胃癌所形成的恶性溃疡。在普通白光下难以与良性溃疡鉴别的病例，即便 NBI 观察下没有异常，也**必须进行活检**。

观察时的要点

①通过普通白光观察，评估病变所在的部位及大小。

②确认注气、吸气时的病变形态变化。

③内镜触碰或强力冲洗溃疡部位的白苔会引起出血，所以需要加强注意。

A）普通白光（反转观察）

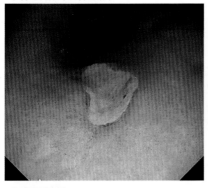

B）普通白光（俯视观察）

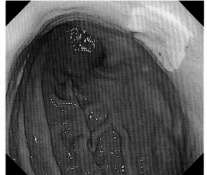

C）喷洒靛胭脂

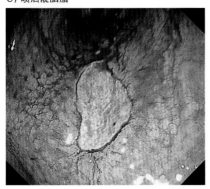

图5　病例 10c：上消化道内镜检查

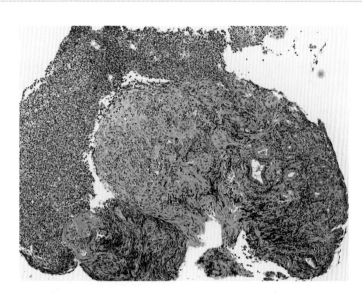

图6　病例10c:病理图

2. 如何判断内镜所见

普通白光观察

胃体中段小弯近后壁见直径约20 mm的溃疡型病变(图5A、B),底覆均匀平坦白苔,未见溢出样不整。周围黏膜呈平缓低矮样隆起,注气伸展较好。

靛胭脂染色下未见溃疡边缘形态异常(图5C)。诊断为胃溃疡。

(内镜诊断) 胃溃疡(H₁ Stage)

3. 病理诊断

病理镜下观察见肉芽组织及中性粒细胞浸润的炎症表现(图6)。

(最终诊断) 胃溃疡(H₁ Stage)

二、肿瘤与非肿瘤的鉴别及病变范围诊断

（二）病例

病例11　淋巴瘤（DLBCL）1

岸田圭弘，滝沢耕平

病例 11

【患　者】　女性，70多岁。

【现病史】　患者因患类风湿关节炎，长期服用甲氨蝶呤。2个月前出现上腹部疼痛。之后一直未见缓解，于上一家医院行胃镜检查，发现胃体中下部不规则溃疡型病变，介绍至我院行内镜精查及治疗。

1. 观察时的注意点

非霍奇金淋巴瘤中有25％～50％发生在淋巴结以外，其中又以**原发性消化道恶性淋巴瘤**发生率最高，占全部**恶性淋巴瘤的4％～20％**，占**结外淋巴瘤的30％～45％**[1]。胃部为好发部位，原发性消化道恶性淋巴瘤中，仅**胃部恶性淋巴瘤就占50％～75％**[1]。另外，在所有胃部恶性肿瘤中，5％～10％是恶性淋巴瘤。其中，黏膜相关淋巴组织淋巴瘤（mucosa-associated lymphoid tissue lymphoma，MALT）占30％～60％，弥漫性大B细胞淋巴瘤（diffuse large B-cell lymphoma，DLBCL）占剩余的一大半，偶尔可以见到滤泡型淋巴瘤（follicular lymphoma，FL）和套细胞淋巴瘤（mantle cell lymphoma，MCL）[1]。

胃部恶性淋巴瘤可发生于胃的所有部位，其内镜下表现多样，如糜烂、溃疡，早期胃癌样的凹陷，褪色样黏膜区域，以及铺路石样黏膜等。因此，除胃癌外，还应与萎缩肠化等良性病变加以鉴别。

观察时的要点

辨别胃部恶性淋巴瘤和胃癌，要着眼于两种疾病的特征性差异，抓住要点进行观察。对与2型进展期胃癌类似的恶性淋巴瘤加以鉴别时，要注意以下几点。

①胃癌的特征性表现：边缘部上皮性变化（边缘不规则的Ⅱc凹陷）、不规则的形状、伸展不良、发硬、溃疡底覆污秽苔、附着不均匀白苔。淋巴瘤特征性表现：耳廓样环堤（宽度较窄的环堤）、溃疡底部柔软、整洁，底覆较均匀（猪油样）白苔，常伴有多发病灶。

②对于柔软度的判断，调整空气量和使用活检钳按压比较有效。

③NBI下重点观察边缘部有无上皮性变化。如果是癌，可以看到表面构造异型和血管异型的上皮性变化。

2. 如何判断内镜所见

(1)普通白光观察

胃体中段大弯见环堤隆起的凹陷型病变,直径约 50 mm,病变内见一段约 30 mm 深凹陷不规则溃疡(图 1A)。

(2)靛胭脂染色观察

该例环堤隆起与进展期胃癌的不规则环堤不同,呈均匀且宽度较窄的明显环状隆起,即所谓的"**耳廓样**"。溃疡底覆均匀整洁的白苔(图 1B)。

喷洒靛胭脂染色后,环堤内部的凹陷边界变得更加明显,**呈直线化**,未见胃癌下常见的边缘不平Ⅱc样表现(图 1C)。病变不大但注气伸展正常,吸气后的空气变形良好,因此判断**病变柔软**(图 1D)。

此外,与之后术前复查的内镜图片对比,白苔消失,溃疡面暴露出来,可以看到溃疡面整洁,无凹凸不平表现(图 1E)。

(3)NBI 观察

非肿瘤黏膜延续至凹陷边界,观察边界隆起处,与癌表现的结构和血管异型明显不同。凹陷内白苔附着,评估困难(图 1F)。

根据以上表现,诊断为胃恶性淋巴瘤。

内镜诊断 胃恶性淋巴瘤

---

3. 病理诊断

在胃固有层,腺体正常结构存在,弥漫性淋巴细胞增生(图 2A、B),核形不规则,细胞核增大,胞浆稀少,上皮样组织消失(图 2A)。

免疫染色结果:CD20cy L26(＋＋)、CD79a(＋＋)、CD5(－)、CD10(－)、CD3 PS1(－)、Ki-67 MIB1 index 约占 80%(图 2C～E)。

根据以上结果,诊断为弥漫性大 B 细胞淋巴瘤(DLBCL)。

A）普通白光

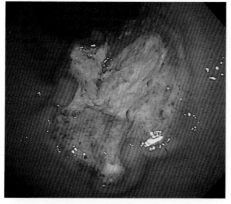

B）靛胭脂染色，整体图像

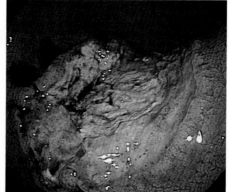

C）靛胭脂染色，环堤内部

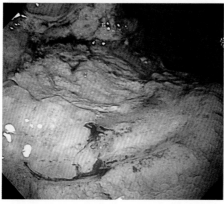

D）靛胭脂染色，吸气时

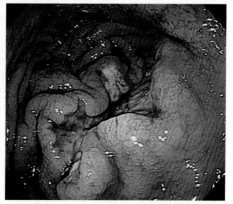

E）外科手术前的溃疡底部

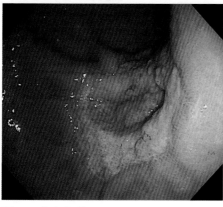

F）NBI

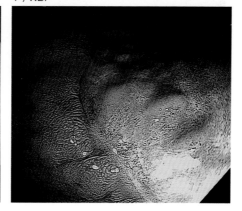

图 1 病变部位

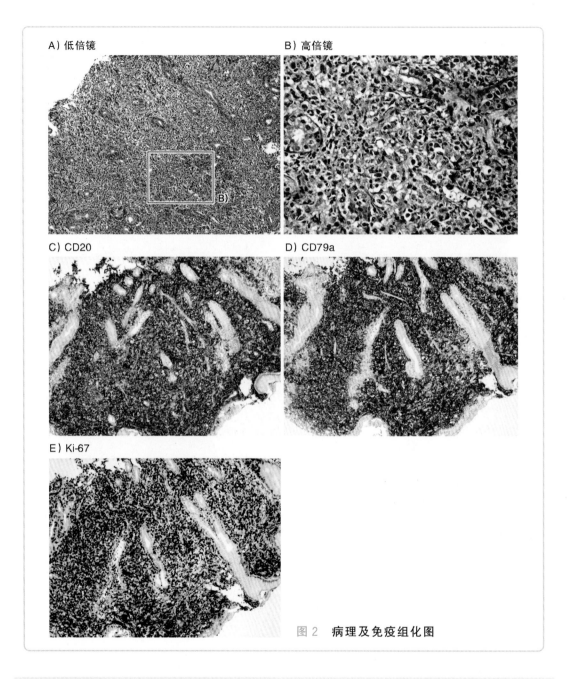

A) 低倍镜　　B) 高倍镜

C) CD20　　D) CD79a

E) Ki-67

图 2　病理及免疫组化图

最终诊断 胃恶性淋巴瘤（DLBCL）

参考文献

［1］ Nakamura S，et al：Lymphoma of the stomach．「WHO Classification of Tumors of the Digestive System，4th ed」（Bosman FT，et al. eds），pp69-73，IARC，2010

［2］ 滝沢耕平，他：V.鑑別診断と典型症例 4-7. 胃悪性リンパ腫（MALT リンパ腫も含む），「胃の臨床」（田尻久雄，他／編），日本メディカルセンター，2007

二、肿瘤与非肿瘤的鉴别及病变 范围诊断

（二）病例

病例12　淋巴瘤（DLBCL）2

岸田圭弘，滝沢耕平

病例 **12**

【患　者】　女性，70多岁。

【现病史】　2个月前自觉右下肢水肿。后因右侧腹股沟肿胀疼痛就近至整形医院就诊，怀疑为软组织肿瘤。于我院内镜精查前行CT检查，发现胃壁增厚。

1. 观察时的注意点

全胃呈弥漫性胃壁增厚的恶性淋巴瘤和4型进展期胃癌，都是以黏膜下为主体进展，二者往往难以鉴别。

进展期胃癌的特征是其病变来源于上皮。也就是说，病变内部的**黏膜层存在原发病灶**。而**恶性淋巴瘤**是以黏膜下层的淋巴结增生为主体的病变，**缺少上皮样改变**。

观察时的要点
①详细观察病变表面是否存在糜烂、凹陷面等上皮样变化。
②判断病变的硬化程度，调整空气量和活检钳按压比较有效。若为癌，能够看到伸展不良、变形不良等硬化表现。

2. 如何判断内镜所见

从胃体上段至胃窦可见全周性胃壁增厚（图1A～C）。胃体下段大弯侧皱襞肿大明显。

另外，除胃窦外其余胃壁增厚不明显，胃窦前壁见一处孤立的直径约3 cm黏膜下肿瘤样隆起（图1D➪所示，E）。

反转观察，胃大弯皱襞肿大不明显，**伸展较为良好**（图1F）。

病变表面整体覆盖非肿瘤黏膜，没有观察到怀疑4型进展期胃癌原发病灶的糜烂、溃疡、凹陷等黏膜病变。

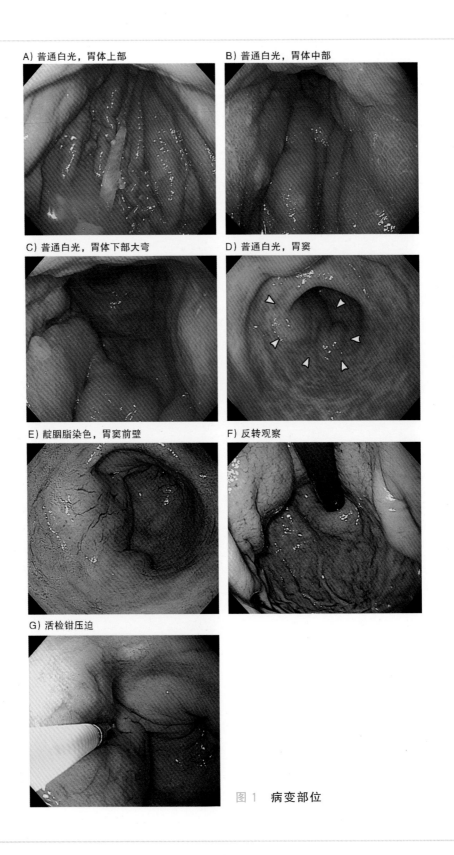

A) 普通白光，胃体上部

B) 普通白光，胃体中部

C) 普通白光，胃体下部大弯

D) 普通白光，胃窦

E) 靛胭脂染色，胃窦前壁

F) 反转观察

G) 活检钳压迫

图 1 病变部位

整体上看,**胃壁注气后伸展较好**,虽然呈现全周性胃壁增厚,但活检钳触之柔软性尚存(图 1G)。

综上,该例并非 4 型进展期胃癌,怀疑为恶性淋巴瘤。

(内镜诊断) 胃恶性淋巴瘤

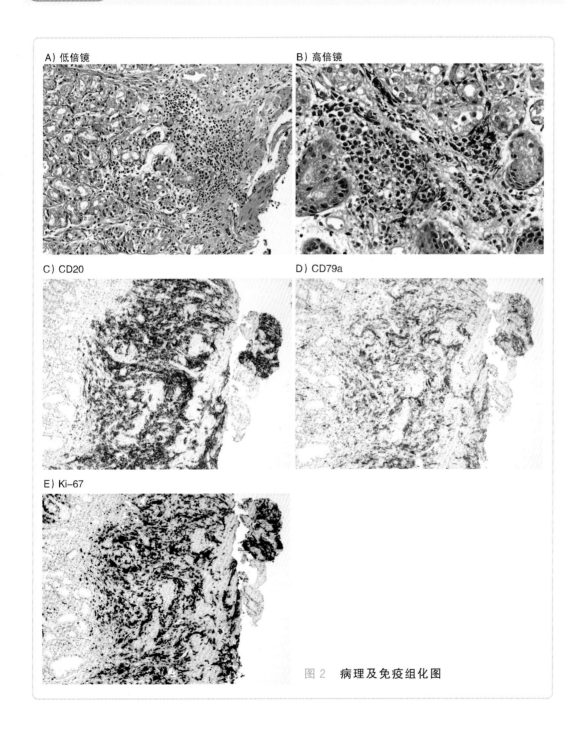

图 2　病理及免疫组化图

3. 病理诊断

从黏膜固有层中层到黏膜肌层,可见弥漫核大的异型淋巴细胞集聚(图 2A、B)。

免疫染色结果:CD20cy L26(＋)、CD79a(＋)、CD5(－)、CD3 PS1(－)、CD10(－)、AE-1/3(－)、Ki-67 MIB1 index 达 50％以上,为 B 型淋巴细胞为主体的恶性淋巴瘤(图 2C～E)。

最终诊断 胃弥漫性大 B 细胞淋巴瘤(DLBCL)

参考文献

［1］ Nakamura S,et al:Lymphoma of the stomach.「WHO Classification of Tumors of the Digestive System,4th ed」(Bosman FT,et al. eds),pp69-73,IARC,2010

［2］ 滝沢耕平,他:Ⅴ.鑑別診断と典型症例 4-7.胃悪性リンパ腫(MALT リンパ腫も含む),「胃の临床」(田尻久雄,他/ 編),日本メディカルセンター,2007

二、肿瘤与非肿瘤的鉴别及病变范围诊断

（二）病例

病例13 4型进展期癌

村井克行，滝沢耕平

病例**13**

【患　者】 女性，60多岁。

【现病史】 因剑下痛于上一家医院行上消化道内镜检查，发现胃体上段至胃角皱襞肿大，活检病理示 Group 1。入我院进一步行内镜精查及治疗。

◤ 1. 观察时的注意点

发现**皱襞肿大**及**蛇行、胃壁硬化、管腔狭窄**等时（图1），要意识到 4 型进展期胃癌，并与相似的疾病相鉴别。

要点是从**有无皱襞肿大**、**有无胃壁硬化（注气后胃腔伸展不良）**这两点来加以鉴别（表1）。

4 型进展期胃癌，一般伴随原发病灶（primary lesion）的**凹陷性改变**，通过同一部位的活检查出并确诊为癌症的情况较多。但若是凹陷变化不明显，有时也无法通过活检诊断为癌。这种情况下就要考虑用深挖活检和内镜下黏膜切除术来进行组织采集。

表 1 **疾病辨别**

		皱襞肿大	
		有	无
胃壁的伸展性	不良	皮革胃 胰腺癌和急性胰腺炎的影响 腐蚀性胃炎（急性期） 转移性胃癌 蜂窝织炎性胃炎等	腐蚀性胃炎（治愈期） 大范围的带状溃疡 特殊胃炎（胃梅毒、克罗恩病、自身免疫性胃炎）等
	良好	恶性淋巴瘤 急性胃炎 巨大肥厚性胃炎（Menetrier 病） 多发性内分泌腺瘤病（Zollinger-Ellison 综合征） 息肉-色素沉着-脱发-爪甲营养不良（Cronkhite-Canada）综合征 异尖线虫病等	潜伏期皮革胃 黏膜相关淋巴组织（MALT）淋巴瘤 嗜酸性胃肠炎等

文献 1 修改后引用

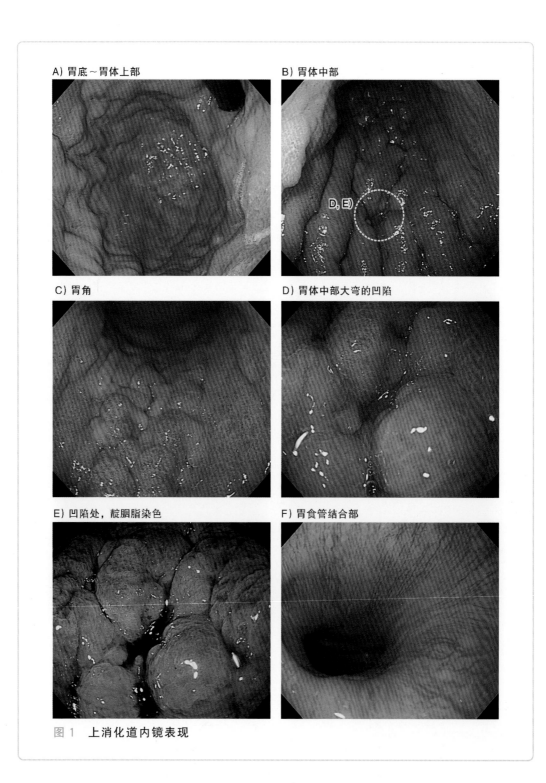

A）胃底～胃体上部

B）胃体中部

D, E）

C）胃角

D）胃体中部大弯的凹陷

E）凹陷处，靛胭脂染色

F）胃食管结合部

图 1　上消化道内镜表现

> **memo** 原发病灶（primary lesion）
>
> 是指发生在 4 型进展期胃癌初期的Ⅱb 或Ⅱc 型的黏膜内病变。多为未分化型。癌细胞先于原发病灶溃疡化之前，在黏膜层就开始弥漫性增殖、浸润。之后，原发病灶出现溃疡化，导致癌浸润部分产生较严重的结缔组织增生。随着时间推移，纤维化组织收缩，胃壁增厚、硬化，胃腔狭窄。病变进展时间为 1～3 年。

诊断为 4 型进展期胃癌后，检查**有无食管浸润对**确定外科手术方案和手术切缘十分重要。仅凭内镜表现来判断黏膜下的进展情况比较困难，因此要结合上消化道造影结果进行诊断。**对十二指肠端的浸润判断**也是如此。

另外，除了收集病史（急性发作还是慢性症状、恶性肿瘤等既往病史、是否误服腐蚀剂、是否食用青花鱼等食物过敏）之外，抽血检查（炎症反应、梅毒血清反应和嗜酸性粒细胞等）、X线、CT 和 EUS 等手段也起着重要的作用。

观察时的要点

- 从有无皱襞肿大、有无胃壁硬化（注气后胃腔伸展不良）这两方面来判断。
- 找出原发病灶，要从原发病灶选取多个样本进行活检。
- 判断是否存在食管浸润和十二指肠浸润，这会影响手术切缘的确定。

2. 如何判断内镜所见

本例中，发现从胃体上部到胃角一直存在皱襞不规则肿大和胃壁伸展不良（图 1A～C），怀疑为 4 型进展期胃癌。发现胃体大弯存在伴黏膜纠集的凹陷部（图 1D、E），可以认为是原发病灶。在同一部位行活检，病理结果为中分化至低分化腺癌。

食管端的胃食管结合部黏膜虽然没有明显的上皮样变化，但略有膨胀变形，怀疑为黏膜下的食管浸润（图 1F）。同一部位的活检未查出癌细胞。

上消化道造影检查，发现从胃底到胃窦部分出现不规则的管腔狭窄和皱襞肥大。胃壁硬化程度高，浸润深度为 SS 或更深（图 2A）。胃壁硬化延伸到食管，诊断为从胃食管结合部开始约 25 mm 的食管浸润（图 2B）。病变肛侧到幽门处约为 50 mm。

内镜诊断 4 型进展期胃癌

3. 病理诊断

胃体上部到胃角伴有皱襞肿大（图 3A）。低分化腺癌浸润到黏膜下层，达到浆膜层。癌细胞向表层露出，只能确认病变的一部分（图 3B、C）。伴有食管黏膜下层浸润。

A）平卧正位气钡双重造影图

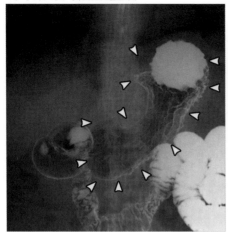

B）正立位气钡双重造影图

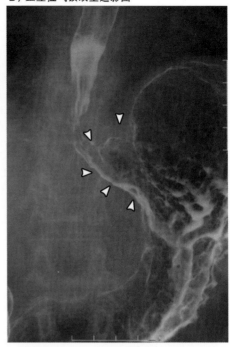

图2　上消化道造影检查

A）外科切除送检标本

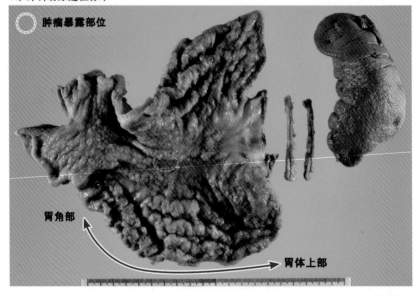

肿瘤暴露部位

胃角部

胃体上部

（图3：接下页）

B）病理图（低倍镜，HE 染色，肿瘤暴露部位）

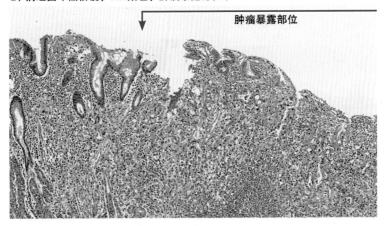

肿瘤暴露部位

C）病理图（高倍镜，HE 染色，肿瘤非暴露部位）

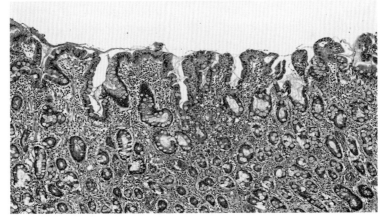

图 3　手术切除标本和病理图

最终诊断　Type 4，185 mm×150 mm，por2＞sig，pT4a(SE)，sci，INFc，ly3，v1，pN3b (24/63)，pPM0(11 mm)，pDM0(41 mm)，M1CY1，Stage Ⅳ

参考文献

［1］　浜田　勉：スキルス胃癌と鑑別を要する形態所見からみて．胃と腸，45：418-421，2010

三、治疗适应证的诊断逻辑与过程

阿部孝広，加藤正之

> **要　点**
>
> ①首先，判断是否为内镜治疗适应证。
> ②对胃癌病变进行浸润深度诊断和病变范围诊断，判断能否进行内镜治疗。
> ③确认进行内镜治疗后的病变部位是否达到根治性切除。

治疗适应证判断程序

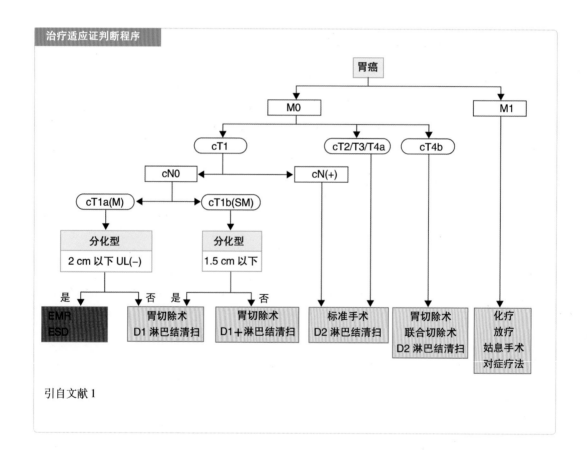

引自文献 1

 内镜治疗的适应证病变

　　内镜治疗一般选择在治疗适应证判断程序左端记载的 EMR、ESD，具体情况以下列绝对适应证和扩大适应证为准。

表 1　从外科切除病例看早期胃癌的淋巴结转移率

浸润深度	溃疡	分化型		未分化型		脉管侵袭
M	UL(－)	≤2 cm	>2 cm	≤2 cm	>2 cm	ly0,v0
		0(0/437)	0(0/493)	0(0/310)	2.8%(6/214)	
		0～0.7%	0～0.6%	0～0.96%	1.0%～6.0%	
	UL(＋)	≤3 cm	>3 cm	≤2 cm	>2 cm	
		0(0/488)	3.0%(7/230)	2.9%(8/271)	5.9%(44/743)	
		0～0.6%	1.2%～6.2%	1.2%～5.7%	4.3%～7.9%	
SM1		≤3 cm	>3 cm			
		0(0/145)	2.6%(2/78)	10.6%(9/85)		
		0～2.6%	0.3%～9.0%	5.0%～19.2%		

上一行:淋巴结转移率。下一行:95%可信区间
▨内镜治疗的绝对适应证,□内镜治疗的扩大适应证,▧内镜治疗的扩大适应证根治性切除病变(笔者追加)
引自文献 2

(1)内镜治疗的**绝对适应证**是诊断为 2 cm 以下肉眼型黏膜内癌(cT1a)的分化癌。不论哪种肉眼分型,仅限于 UL(－)(非溃疡型胃癌)。

(2)内镜治疗**扩大适应证**病变包括:①直径超过 2 cm 的分化型非溃疡胃癌(cT1a);②直径在 3 cm 以下的分化型溃疡胃癌(cT1a);③直径在 2 cm 以下的未分化型非溃疡胃癌(cT1a),且在没有脉管侵袭(ly,v)的情况下,淋巴结转移的危险性极低(表 1),也可以作为扩大适应证病变。

但是,目前尚缺乏关于 ESD 对扩大适应证病变治疗有效的足够证据,有必要重新认识到这是一种需要慎重尝试的治疗方法。

Point
- 随着 ESD 技术的发展,扩大适应证病变的范围也扩大了。但是 ESD 属于局部治疗技术,进行 ESD 是以没有发生淋巴结转移为前提的。
- 如表 1 所示,归类为基于有效性评估的胃癌检查指南中的绝对适应证病变和扩大适应证病变时,淋巴结转移的可能性非常低。即便是扩大适应证病变,淋巴结转移的可能性也很低。
- 但是,无论是哪种病变,淋巴结转移的可能性都不是 0,所以治疗后必须定期进行随访观察。

诊断逻辑 ② 判断是否可以切除

内镜治疗前,关键是要判断包括扩大适应证在内的病变是否可以切除。
内镜治疗前的术前检查流程如图 1 所示。

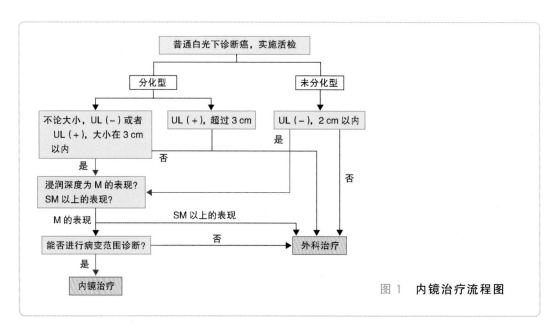

图 1 内镜治疗流程图

前提是要确认全身状态是否符合进行内镜治疗的标准。接着还要考虑**能否停止使用抗血栓药**（关于停止抗血栓药的使用，参考《**消化器内镜诊疗规范**》[3]），有无其他疾病，以及年龄等因素。下面对治疗前的流程进行概述。

（1）**首先，当怀疑是肿瘤性病变时**，按照内镜表现预测其是分化型还是未分化型，采集病理标本（确认抗血小板药和抗凝药的服药情况）。

（2）**预测浸润深度**：早期胃癌根据鉴别结果是 M 癌还是 SM 癌，有内镜切除和外科切除两种不同的治疗方式，所以术前的浸润深度诊断是很重要的［在进行浸润深度诊断时，有时也会在肉眼所见的基础上，辅以超声内镜（EUS）检查］。

（3）**病变范围诊断**：即便是分化型 M 癌，**如果病变范围无法诊断，那么内镜治疗也会很困难**。而对于外科切除来说，病变范围诊断在决定切缘时也是必不可少的。如果诊断出的病变范围有误，那么有可能使切缘呈阳性，出现病情复发或需要再次手术。相反，如果范围判断过大，将会造成过度手术，增加患者和手术医师的负担。在早期胃癌的范围诊断中，有时会碰到并存萎缩性胃炎、溃疡瘢痕和肠化等病例，范围难以诊断，这时需要**进行色素内镜（喷洒靛胭脂）和 NBI 观察**。

Pitfall 由于扩大适应证病变的出现，针对早期胃癌的 ESD 治疗有所增加。但是，受到病变部位、病变大小和纤维化的影响，手术有可能会变得困难。考虑到内镜医师的技术水平，判断是否能够治疗，这也是治疗时的重点。

诊断逻辑 3 按照普通白光→喷洒色素→NBI 放大观察→EUS 的顺序诊断

图 2 是早期胃癌 0-Ⅱc SM2 浸润病例的内镜图像。普通白光下可见肿瘤处皱襞纠集，病变部位明显发红（图2A、B）。可预测病变浸润较深。进行NBI放大观察，确认病变范围和异型

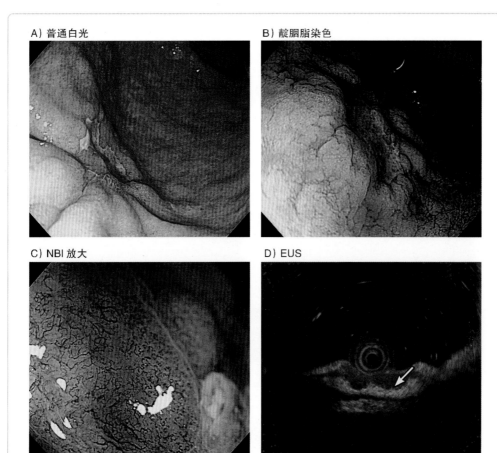

图 2　早期胃癌(0-Ⅱc 病变)的浸润深度诊断

A)胃体下部大弯存在大小约 20 mm×20 mm 发红伴有皱襞纠集的凹陷病变,边界清晰

B)病变与非病变的边界清晰,怀疑是凹陷型早期胃癌(0-Ⅱc)

C)黏膜表面构造消失,血管呈扩张、蛇行、粗细不均、形状不一,可见血管形态呈稀疏的不规则螺
旋状(CSP)

D)高频小探头(20 MHz)的超声内镜图像。胃壁呈 5 层,肿瘤(⇨所示)部分伸向第 3 层,可见第
3 层中断

胃壁全层显示 5 层。肿瘤呈不均匀的低回声影像,第 3 层被下层挤压凸起,肿瘤整体厚度明显,
根据这个表现,可怀疑病变浸润到黏膜下深层

血管并预测病理类型。本例中可见**螺旋状(CSP)**的异型血管,因此预测为未分化癌(图 2C)。
在超声内镜图像中,肿瘤被挤压至第 3 层,考虑可能浸润至黏膜下层(图 2D)。

　　实施外科手术,病理诊断为低分化腺癌,肿瘤大小为 13 mm×12 mm,浸润深度为 SM2
(1500 μm),ly0,v0。未见淋巴结转移。

病例① 通过普通白光和喷洒色素观察难以诊断病变范围,而通过 NBI 低倍放大观察可以诊断病变范围的病例

　　背景黏膜存在萎缩、肠化,通过普通白光和靛胭脂染色观察难以诊断病变范围(图 3A、B)。通过 NBI 低倍放大观察,可以从黏膜的颜色及形态的不同,追踪病变部位边界,从而诊断出病变范围(图 3C)。

　　实施 ESD,病理结果为 tub1,M,ly(−),v(−),HM0,VM0。

A) 普通白光

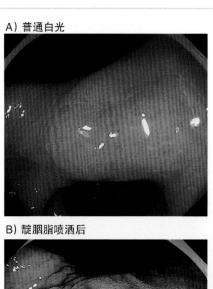

图 3　早期胃癌(0-Ⅱa＋Ⅱc病变)的范围诊断
A) 胃角小弯后壁可见背景色同样发红的隆起型病变,中心部存在凹陷。病变边界略不清
B) 虽然通过喷洒色素显示了凹凸变化,但是病变与非病变的边界仍不清晰
C) 可见黏膜的形态变化和颜色变化(浅褐色),能够追踪到病变部位的边界(▷所示)

B) 靛胭脂喷洒后

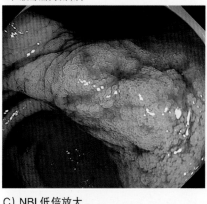

C) NBI 低倍放大

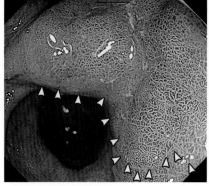

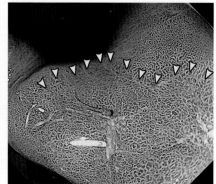

4 确认是否成功进行根治性切除

确认内镜治疗后是否达到根治性切除,对制定术后治疗方案非常重要。图 4 是 ESD 术后的治疗方案确定程序。

(1)根治性切除

ESD 完整切除,病变直径在 2 cm 以内,属于分化型癌,浸润深度为 pT1a,HM0,VM0,ly(一),v(一)。满足以上所有条件,则可视为根治性切除,不用追加治疗。

(2)扩大适应证的根治性切除

ESD 完整切除,切除标本为以下 4 种情况中任意一种,且属于 HM0,VM0,ly(一),v(一)的,则可视为**扩大适应证的根治性切除**。切除标本的 4 种情况分别是:①直径超过 2 cm 的分化型非溃疡胃癌(pT1a);②直径在 3 cm 以内的分化型溃疡胃癌(pT1a);③直径在 2 cm 以内的未分化型非溃疡胃癌(pT1a);④直径在 3 cm 以内的分化型且浸润深度为 pT1b(SM1)(距离黏膜肌层不足 500 μm)。

但在上述几种情况中,有关混有未分化成分的分化癌病例证据还不够充分。目前,以下 2 种情况被视为非根治性切除,需要**追加外科手术**。

- ①中,未分化成分在最大径超过 2 cm 的。
- ④中,SM 浸润部位存在未分化成分的。

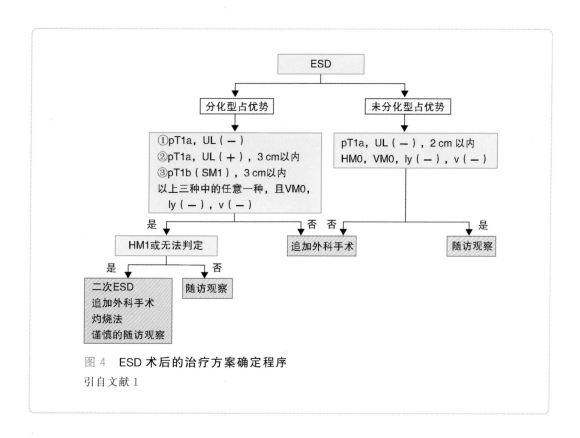

图 4　ESD 术后的治疗方案确定程序

引自文献 1

另外，根据第 4 版《胃癌治疗指南》(2014 年)，②**中含有未分化成分的病例**如果是**分化成分占优势的话**，可认为其转移风险低，属于**扩大适应证的根治性切除**。

总之，内镜治疗后，必须定期复查内镜，以确认是否有复发或异时性病变出现。此外，由于常并发慢性胃炎(萎缩性胃炎)，需要检查是否感染 Hp。如果结果呈阳性，则要进行除菌治疗。

▼ 结束语

这一节阐述了早期胃癌的内镜治疗适应证和治疗后的方案。内镜治疗适应证病变逐渐增多，实施 ESD 的病例也呈逐年增多趋势。明确适应证范围和术后定期复查非常重要。

参考文献

[1]　「胃癌治疗ガイドライン 医师用第 4 版」(日本胃癌学会／编)，金原出版，2014

[2]　「胃癌治疗ガイドライン 医师用第 3 版」(日本胃癌学会／编)，金原出版，2010

[3]　藤本一眞，他：抗血栓薬服用者に対する消化器内視鏡診疗ガイドライン．日本消化器内視鏡学会雑誌，2075-2102，2012

四、检查报告的写法

野中 哲

> **要 点**
>
> ①检查报告中最重要的是"记录对检查目的作出相应的回答"。
> ②IEE表现是检查报告的一部分,在阐述所见之前,首先要提及基本事项。
> ③记录与活检有关的内容时容易出错,所以要注意准确记录部位和顺序。
> ④应该注意的是,由于科室不同,其检查目的(所要求的信息)也不一样。

1. 一般事项

(1)检查报告的目的

撰写检查报告的目的是为了在医务人员之间交流和共享信息,只有自己才看得明白或只有自己才能够解读的报告是完全没有意义的。需要清楚地认识到,检查报告经常会添加到转诊介绍信中,它也是一种正式的公文。虽然也有极少数介绍信中没有记载病变的部位和大小,仅仅写着"患有胃癌,请多关照",但是如果没有传递确切信息,可能会对患者造成不利影响(增加检查和活检次数,误判病变或位置等)。

(2)应记录的 IEE 表现

IEE表现是检查报告的一部分,在阐述前有必要提及基本事项。即,要记录背景黏膜的状态(有无萎缩或萎缩程度,黏液性状),如果有异常表现,那么它是良性还是恶性病变,异常表现的部位、大小。如果是恶性病变,其浸润深度和病变范围有多大,是单发还是多发,有时还要记录治疗适应证或今后的治疗方案和随访的时机等。此外,如果使用了镇静药,简明扼要地记录用药时的状况(有无咽反射、呛咳、打嗝、术中躁动及其程度),这对下次检查会很有参考价值。记录镇静药的用药量时,不仅要记录总量,也要记录第一次服用时的单次用药量和维持量,以及检查过程中追加用药的次数,这些信息对于以后采取镇静措施时非常有帮助。

【记录范例】

- 一开始使用多美康片 3 mg,追加 1 次,用药量为 2 mg→ 多美康片 3＋2 mg
- 一开始注射丙泊酚单次剂量为 20 mg,共 3 次,通过注射泵将药量维持在每小时 18 ml
  → 单次剂量 20＋20＋20 mg,维持量 18 ml/h。

▼ 2. 关于活检

(1)胃的活检很重要！

随着 IEE 和内镜治疗技术的进步,虽然在食管、大肠、十二指肠部位采取活检的必要性和重要性有所降低,但目前只有胃部活检另当别论。这是因为胃以外的消化道早期癌(表浅癌)范围诊断几乎没有太大困难。食管在 IEE 或碘染观察下可以清楚地描绘出病变的范围。而大肠和十二指肠多见隆起型病变,即便是凹陷型病变,边界也是清晰的。然而,胃部出现病变范围不清的情况比较多,有些病变在内镜观察下难以诊断,病理分型对于决定治疗方案(ESD适应证)极其重要。因此,必须对病变及病变周围进行活检。如果是小的病变,基本就是通过病变周围四象限活检来确认癌变范围是否阴性。如果是大的病变,则需要进行更多的活检。胃与大肠不同,活检几乎不会使胃黏膜形成瘢痕,在初次检查和治疗前精查时,对于已知病变之外存在疑似的部位,可以进行活检。

另外,在撰写检查报告时,最容易出错同时也最重要的是活检的部位及顺序。

(2)绘制草图

若只有少数几个部位,可以凭自己记忆。但在治疗前精查时,如果出现 5 个以上部位,最好在检查结束后立刻绘制草图,记录下活检部位和顺序(有助手帮忙一边做草图一边记录顺序的机会毕竟很少)。因为之后还需要书写正式的检查报告,要选择需要添加的照片,详细标注活检部位,确定诊断,详细叙述镜下表现(图 1~3)。虽然越是复杂的病例,越要花时间撰写检查报告,但在繁忙的临床工作中,很少能够在彻底完成上一个检查报告后,再开始下一个检查。如果在手绘草图中没有留下活检开始的部位和顺序,有时记忆就会被覆盖,活检部位和顺序会变得模糊不清。如果记录错误,甚至记录中被认为是癌阴性的部位检查出了癌阳性的结果,有可能导致患者再次检查。

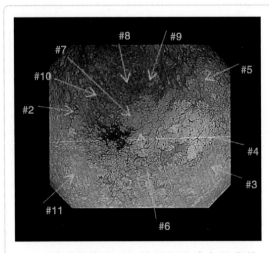

图 1　检查报告中附加的靛胭脂染色图像的活检示意图

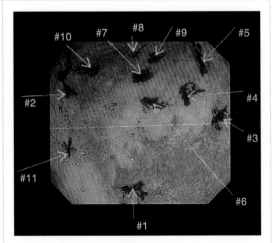

图 2　活检后的内镜图像
通过标注实际活检处的出血点,能够显示出更准确的位置。活检结束后充分冲洗,去除多余的凝血之后,活检部位就会以凝血点的形式得以辨认

也就是说,由于内镜医师的错误记录导致患者被迫再次检查,这种情况必须要避免。如果是能将全部病例用视频记录下来,事后重新观看,也许可以更正修改,但有这样条件的机构很少。笔者在活检数量增多时,一定会在活检结束后立刻保存各个活检结果的图片(图 4～6)。在这种情况下,因为目的仅仅是记录活检的部位和顺序,所以不必考虑图片质量。这样,即使出现记录错误,也可以在事后重新察看,能够大致确认活检部位和顺序。因为内镜检查中的事故和错误大多与活检有关,所以要引起内镜医师的足够重视。

【部位】 胃 -M

【诊断】 肿瘤 - 癌 - 胃癌

【所见】 <占据部位 1> M <～(占据部位 2)>～L <壁在性 1> 大弯 <大小(mm 大)> 50 <颜色> 发红 <肉眼型 >0- Ⅱ c< (肉眼型) +>+ Ⅱ a <UL> UL (－) <浸润深度 >M

★【送检标本】 <送检标本采集方法> <送检标本编号> <送检标本说明>

Biopsy	(1)	口侧 nega
Biopsy	(2)	前壁侧 nega
Biopsy	(3)	口侧后壁侧 nega
Biopsy	(4)	后壁侧的平坦隆起
Biopsy	(5)	后壁侧 nega
Biopsy	(6)	发红凹陷与平坦隆起之间
Biopsy	(7)	病变内肛侧
Biopsy	(8)	肛侧 nega
Biopsy	(9)	靠近肛侧(±)
Biopsy	(10)	肛侧前壁侧 nega
Biopsy	(11)	口侧前壁侧 nega

【说明】 没有注射

在萎缩边界的胃角大弯处有发红凹陷,在上次活检中检测出 tub1,ESD 术前实施病变范围活检。

最初,在喷洒靛胭脂之前只考虑到是发红的凹陷,但在 NBI 观察下,后壁侧可见与周围性状略有不同的区域。

发红凹陷处的 DL 和 IMSP 呈阳性,但无法全周识别出 DL。后壁区域的 IMSP 也可认为是呈阳性。在醋酸靛胭脂染色观察下,后壁区域也是不着色区域,清晰可见。考虑该部位也属病变范围,进行了周围活检。

浸润深度为 M,UL-,tub1,认为是 ESD 适应证。

图 3 **实际的报告**

记录活检的部位和顺序及各个活检的含义

DL. demarcation line(边界);IMSP. irregular micro surface pattern(不规则表面构造)

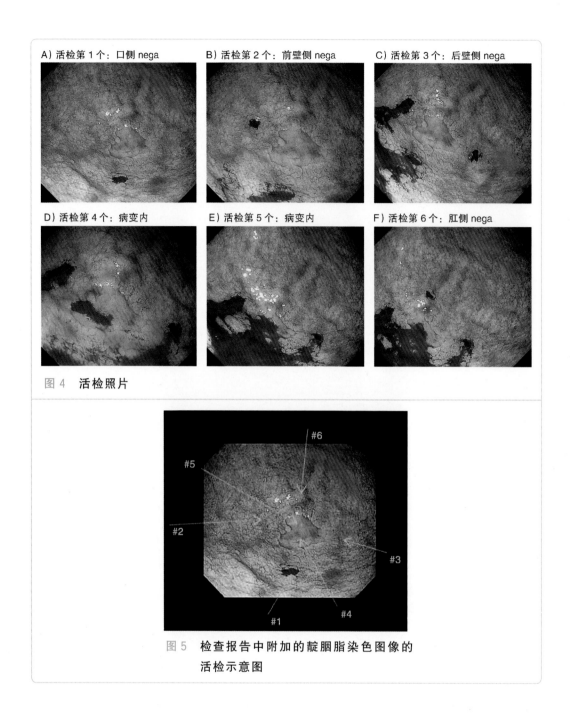

A）活检第 1 个：口侧 nega

B）活检第 2 个：前壁侧 nega

C）活检第 3 个：后壁侧 nega

D）活检第 4 个：病变内

E）活检第 5 个：病变内

F）活检第 6 个：肛侧 nega

图 4　**活检照片**

#6

#5

#2

#3

#1

#4

图 5　**检查报告中附加的靛胭脂染色图像的**
　　　　活检示意图

▶ 3. 不同诊疗科室需要的信息不同

　　应该注意的是，负责该患者的医师是内镜医师还是外科医师，或者是肿瘤内科医师等，不同的科室，检查目的（需要的信息）也不相同。这是因为外科医师和肿瘤内科医师主要是负责处理进展期癌和内镜切除适应证以外的 SM 癌，他们并不关心 NBI 等 IEE 放大内镜表现。另外，由于很多时候放大内镜观察对处于进展期的癌无有效作用，因此，无须或很少对 IEE 加以说明。

【部位】 胃-M

【诊断】 肿瘤-癌-胃癌

【所见】 <占据部位1> M <壁在性1> 大弯 <大小（mm大）> 15 <颜色> 发红
<肉眼型>0-Ⅱc <UL> UL（-）<浸润深度>M

★【送检标本】 <送检标本采集方法> <送检标本编号> <送检标本说明>

Biopsy	（1）	口侧 nega
Biopsy	（2）	前壁侧 nega
Biopsy	（3）	后壁侧 nega
Biopsy	（4）	靠近病变内
Biopsy	（5）	靠近病变内
Biopsy	（6）	肛侧 nega

【说明】 哌替啶1A，溴化丁基东莨菪碱1A
胃体下段大弯处可见边界清晰的发红凹陷性病变。
与周围黏膜相比，可见凹陷略深，看起来像是有凹陷内隆起（有可能是受上家医院
活检的影响）。
浸润深度的判断很棘手，考虑是在 M<SM 的范围内。追加超声内镜检查。
主要测量值判断为 15 mm，有可能要做诊断性 ESD。

图6 实际的报告
记录活检的部位和顺序及各个活检的含义

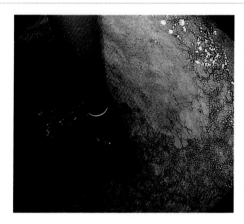

图7 测量病变部位到贲门的距离
胃体中下部后壁小弯 0-Ⅱc 型直径约 60 mm 的 sig
病变口侧边缘到贲门的距离约为 5 cm，可见内镜每隔 5 cm 的白线标记。这时，通过正镜观察，将内镜从病变口侧边缘退出到贲门，用手中的内镜来测量长度也是有效的

　　外科医师需要的信息：病变所在的部位、浸润深度、进展的位置等基础信息，以及病变口侧边缘到贲门的距离（图7）、病变肛侧缘到幽门环的距离、病变部位与以前的溃疡瘢痕和 ESD 瘢痕等的位置关系与距离、有无食管浸润及十二指肠浸润及其距离等重要信息。根据以上信息，决定采取何种手术方式。

　　其次，黏膜下浸润更加显著的病变，在肌层和浆膜的进展范围通常比在黏膜层更大。提示病变在胃壁深层进展的可能性，对于防止出现切缘阳性也是至关重要的，有助于外科医师判断术中是否需要迅速进行术中病理诊断。

　　另一方面，肿瘤内科医师需要的信息，除了病变的位置、浸润深度和范围之外，非常重要的是，还需要与上一次检查结果进行比较。虽然内镜诊断不能用于效果判定，但是因为它也会成

为判断病情或评估疗效的信息之一，所以应该做出不变、缩小、增大的诊断。

此外，当遇到罕见病变难以通过活检进行病理诊断时，如能附上必要的临床信息（来自 MALT 淋巴瘤和其他器官的转移性肿瘤等）则更好。具有与病理医师合作的意识非常重要。

◤ 4. 小结

检查报告中最重要的是"记录对检查目的作出相应的回答"。考虑到内镜检查存在各种各样的目的和状况，可以分为筛查（体检）、术后定期检查（治疗后的随访）、治疗前精查、术前钛夹标记（＋点墨）、急诊内镜（呕血、便血和其他需要急诊内镜的症状），以及虽然不需要急诊内镜但需要查找某种症状的病因进行详细检查等。无论哪种检查都是有目的的。如果能够针对其目的提供相应的答案，那么检查报告对临床诊断就是极为有价值的。虽然 IEE 对于早期胃癌的定性诊断和范围诊断很有效，但从整体上看，其适用范围并不广泛。有效运用 IEE 的关键就在于，在认识到这一点的基础上，针对适当的情况加以正确应用。

第3章

大肠的 IEE 观察

一、重点在这里！观察方法
（一）发现病变之前

玉井尚人

> **要 点**
>
> ①首先必须理解病变颜色和肠溶液等因素在 IEE 下的特征表现。
> ②相比进镜时视野不佳，一般采取退镜时进行观察。但如果检查前已知晓病变的位置，则须在进镜时观察。
> ③尽可能拍摄到有特定标识的图像。
> ④清洗黏膜时使用温水，同时还可考虑配合使用二甲硅油等消泡和祛黏液剂。

▼ 1. 理解 IEE 的基本特性

要通过 IEE 观察准确发现大肠病变，就必须理解 IEE 的特征表现。虽然目前进行大肠镜观察仍然是以普通白光观察为主，但是，理解 NBI 和 AFI、BLI、LCI 的特性，有望提高病变检出水平。

(1)注意黏膜的颜色变化

NBI 观察，肿瘤性病变多呈深褐色到浅褐色（图 1C），锯齿状病变多呈浅褐色到白色（图 2C），AFI 下显示肿瘤性病变多呈洋红色（图 1D），锯齿状病变多呈绿色（与周围黏膜同色，图 2D）。通过 NBI、AFI 检出病变，需要充分注意黏膜的颜色变化（图 1、2）。

(2)仔细吸引肠溶液

肠溶液积存不仅会妨碍普通白光观察，也会妨碍 NBI 或 AFI 观察。特别是混有较多胆汁时，在 NBI 下显示为红褐色，AFI 下呈洋红色，因此，对肿瘤性病变检出有较大影响（图 3）。采用 NBI 或 AFI 等 IEE 方法进行观察时，要尽可能地在进镜时吸引肠溶液，在退镜观察时，也要仔细吸引残留的液体。

▼ 2. 病变发现之前的观察法

(1)观察的时机

进镜时，一般在最少注气下进行，可识别的黏膜范围自然会减少。因此，大肠的观察一般不在进镜而多在退镜时进行。但是，在进镜时发现的病变，是能在没有接触内镜状态下进行观察的唯一机会。因此，无论是怀疑早期大肠癌，还是进展期癌，随时注意在进镜时观察和拍摄。

特别是早期大肠癌，与内镜接触而导致出血后，会难以准确诊断浸润深度。因此，需要判断内镜治疗适应证时，要尽可能在进镜时观察。检查前对已知位置的病变进行定性与范围诊断时，必须在进镜时观察，这样可以通过放大内镜进行详细的诊断。NBI、AFI 光都是容

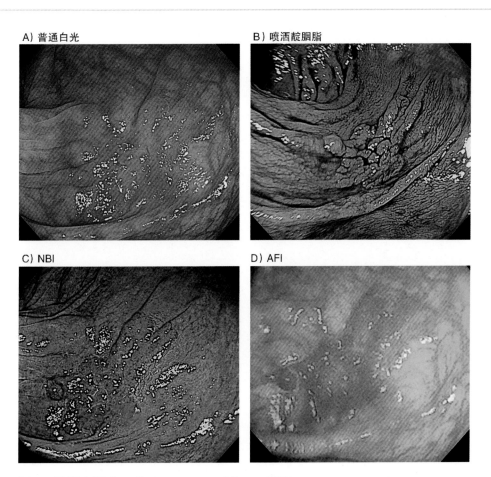

图 1　早期大肠癌 0-Ⅱa(LST-NG,Tis)的 IEE 观察

A)普通白光下,病变与周围黏膜颜色相同,发现病变和确定边界较为困难

B)通过喷洒靛胭脂,可以明显确定病变边界

C)NBI 下病变呈深褐色,比普通白光观察更容易发现病变和确定边界

D)AFI 下病变呈洋红色,可以明显确定病变边界

易被血红蛋白吸收的波长,对病变的诊断、检出有很大影响。NBI、AFI 等方法难以在出血时进行观察,充分理解这一点,谨慎地接近病变。

(2)观察顺序

相对于普通白光,NBI 和 AFI 观察分别对锯齿状病变和平坦型病变的检出更具优势。因此,我们认为,在实际运用 IEE 中,一般以普通白光观察为主,可适当分段多次变换 NBI、AFI 观察,当发现病变时,转为色素观察,这样可以有效实现检出病变的目的。

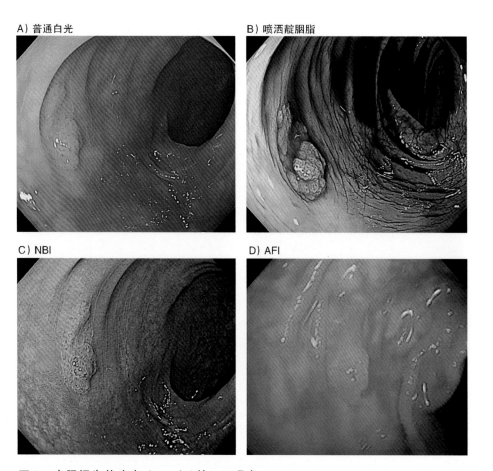

A) 普通白光   B) 喷洒靛胭脂

C) NBI   D) AFI

图2　**大肠锯齿状病变（SSA/P）的 IEE 观察**

A)普通白光下,病变颜色发白

B)通过喷洒靛胭脂,可以明确病变边界

C)NBI观察病变呈浅褐色至白色,比普通白光观察更容易发现病变和确定边界

D)AFI下,病变呈绿色(与周围黏膜同色),可以通过观察血管透见消失确定病变

▼ 3. 拍摄张数

　　同上消化道内镜相比,下消化道内镜检查时必须拍摄的部位有限。表示到达部位的标识有回肠末端、阑尾开口部、回盲瓣,为了记录到达部位,这些部位必须拍摄。另外,在升结肠和直肠的反转观察时也必须拍摄。在特定标识较少的大肠部分,漫无目的地拍摄无病变图像的临床意义不大。但对患有炎症的患者不受此限制,应尽量拍摄到含有特定病变表现的图像。

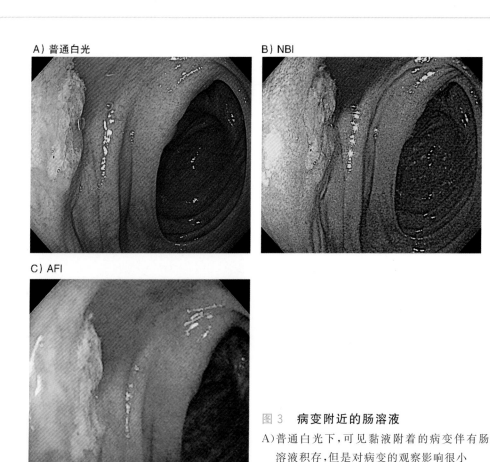

A) 普通白光

B) NBI

C) AFI

图 3　病变附近的肠溶液

A)普通白光下,可见黏液附着的病变伴有肠溶液积存,但是对病变的观察影响很小

B、C) NBI 下的肠溶液呈红褐色,AFI 观察下呈洋红色

▰ 4. 黏膜的清洗方法

　　大肠黏膜附着有黏液和气泡等,会妨碍病变的检出,所以要仔细清洗后再观察。清洗时若使用冷水,会刺激肠道引起蠕动,所以最好使用温水清洗。另外,在温水中添加少量的二甲硅油可以有效去除气泡(每 500 ml 温水添加 2 ml 左右的二甲硅油)。清洗时还需考虑重力,向重力反方向的肠壁注水,清洗将更加高效。

一、重点在这里！观察方法
(二)发现病变后

玉井尚人

要 点

①为避免病变出血，先向病变周围冲洗，随后慢慢靠近病变。
②观察时要考虑拍摄的顺序和反转观察的时机。
③钝头喷洒管(NT-tube)压迫可以有效防止内镜前端与病变的接触。
④在腹式呼吸较为剧烈的情况下，NT-tube压迫也很有效。

1. 病变的清洗方法

　　对病变进行定性和范围诊断时，有必要使用放大内镜进行详细观察。另外，采用NBI对血管形态、表面构造进行观察，必须在不造成出血的情况下进行放大观察。观察时首先需要对病变进行充分清洗，这时存在出血的风险。即使病变存在黏液附着，也不要直接向病变强力冲洗，**首先要向病变周围注水**，尝试祛除病变上的黏液。假如这样也难以祛除病变上的黏液，就要慢慢移向病变注水，并把冲洗压力控制在最低。此时，使用**蛋白酶和温水**效果较好。利用钝头喷洒管**(NT-tube)**冲洗时，通过注射器注水更容易调节水压，可以有效防止清洗时的意外出血。

2. 病变的观察方法

　　在利用普通白光对注气和吸气进行充分观察后，进行NBI观察。在NBI下，尽量保持病变与内镜非接触状态下(没有出血的状态)进行放大观察。**按照远景、中景、近景的顺序拍摄，从重点区域开始进行NBI放大观察**，在定性和范围诊断中，对重点部分进行观察时，一定要避免出血导致视野不佳。**万一引起出血，可在浸水状态下观察**，这样可以减少出血的不利影响(图1)。

　　NBI放大观察结束后，改为靛胭脂白光下或放大观察、结晶紫染色加放大观察。**病变的反转观察一般放在放大观察之后再进行**。放大对焦时如果推动内镜很容易造成病变出血。先确保与病变保持最佳距离，再推动放大杆进行对焦，可以减少出血风险。

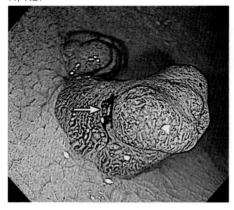
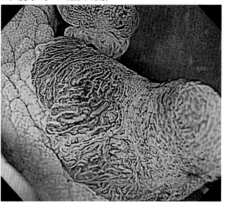

图 1　对出血病变的 NBI 放大观察

A）注水导致出血（➡所示）。为清洗进行注水，有可能会加重出血

B）浸水状态下观察，血液在水中扩散，达到出血影响最小的观察效果。另外，浸水时焦点深度增加，放大观察更加容易

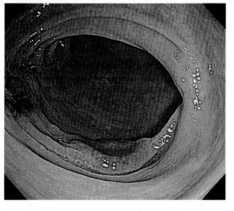
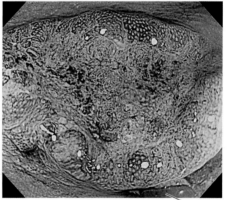

NT-tube

图 2　位于切线方向病变的 NBI 放大观察

A）切线方向病变的普通白光图像。如果用内镜接近进行放大观察，内镜前端可能会与病变接触，引发出血

B）使用 NT-tube 压迫，将其按压在肛侧的正常黏膜上，就可以看到病变正面，从而能够对整体进行 NBI 放大观察

　　NT-tube 对病变进行 IEE 观察非常有用。切线方向的病变和弯曲部位的病变，整体观察起来十分困难，经常会因内镜接触引起出血。将 NT-tube 的球状前端按压在病变周围黏膜上，就可以对病变整体进行放大观察，避免内镜前端与病变接触（图 2）。另外，在**腹式呼吸较为剧烈的情况下**，NT-tube 压迫能够保持病变与内镜前端的距离，对于 IEE 的放大观察非常有效（图 3）。

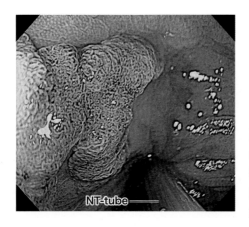

图 3　**腹式呼吸较为剧烈时的 NBI 放大观察**
将 NT-tube 按压在病变周围黏膜上,可以固定内镜与病变之间的距离。即使在腹式呼吸较为剧烈的情况下,也能通过轻推调节 NT-tube,对准 NBI 放大的焦点

二、肿瘤与非肿瘤的鉴别诊断
（一）诊断逻辑与过程

山田真善

要　点

①按照普通白光观察→NBI观察→NBI放大观察的顺序进行诊断。

②NBI放大观察肿瘤性病变时，采用血管模式对扩张的血管进行观察。

③通过血管观察黏膜表面，用构造模式进行评价。

④非肿瘤性病变中，血管形态基本不可见，而表面构造中可见白斑（white spot）或黑斑
　（dark spot）。

⑤广基锯齿状腺瘤/息肉（SSA/P）的主要特征为，在NBI放大下可见病变表面扩张蛇
　行血管和大小不同的黑斑。

诊断程序

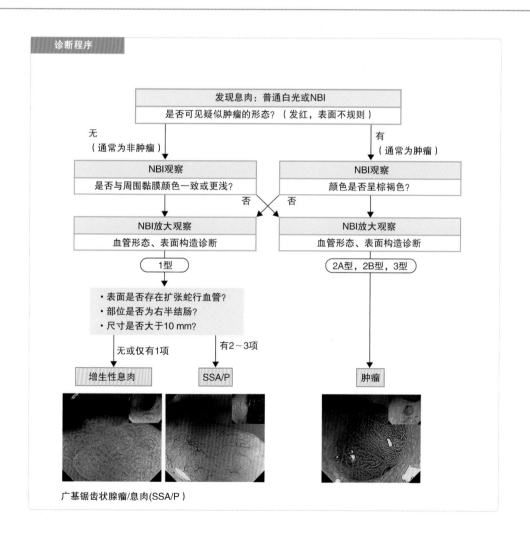

广基锯齿状腺瘤/息肉（SSA/P）

按照普通白光→NBI→NBI 放大的顺序诊断

(1)普通白光观察

图 1 为直肠下段直径约 6 mm 的腺瘤性息肉。**普通白光下肿瘤性病变基本呈发红的颜色**（图 1A）。向腔内突出的息肉样病变，一般很容易观察到。但**要特别留意，右半结肠存在以非颗粒型侧向发育型肿瘤**(LST)为代表的**平坦型或凹陷型肿瘤**。

> **memo**　近年来，奥林巴斯公司采用 EVIS LUCERA ELITE 新系统，改善了 NBI 的亮度问题，提高了自体荧光内镜(AFI)的观察效果。此外，富士胶片公司采用了 LASEREO 的激光新系统，通过蓝激光成像(BLI)技术，能够获得对比度更高的血管和表面构造的图像。期待这些图像增强内镜可以提高平坦型及凹陷型肿瘤的检出率。

(2)NBI 观察

NBI 观察下，肿瘤性病变与周围黏膜相比呈**棕褐色**（图 1B）。NBI **放大观察血管形态**，可见**扩张的微小血管呈规则的网状分布。血管分布均匀**，未见口径不一（图 1C）。判断为日本 NBI 放大内镜大肠分型（简称 JNET 分型）的 Type 2A。

接着观察**病变表面构造**，见中央部位血管之间存在**颜色稍暗的结构**，呈管状延伸（图 1C ⇨所示）。此外，切线方向观察到的部位可见管状延伸的**白色结构**规则分布（图 1C ○所示）。表面构造为 JNET Type 2A 表现，因此很容易诊断为管状腺瘤。

> **Point**　当诊断为 JNET Type 2，或不确定为哪种分型时，喷洒靛胭脂。

 根据 NBI 放大观察血管形态和表面构造预测病理结构表现

图 1D、E 为内镜下黏膜切除(EMR)送检标本的病理图。

可见较大的异型腺管规则排列（图 1D）。由细长圆柱状细胞构成的异型腺管，诊断为管状腺瘤（轻度异型）（图 1E）。这些**异型腺管体积较大且呈规则排列**，与内镜下观察到的**网状血管**形态，以及表面构造的**管状结构**一致。网状血管反映了环绕肿瘤腺管间质扩张的血管。腺管的结构异型增加后，腺管变得大小不一、排列不规则。随着密度的增大，血管的网状结构破坏，表面构造会变得不规则。

像这样去观察推断，通过 NBI 放大观察可以大致预测病理结构形态，尤其是在观察到典型的表现时，能够自信地立即做出内镜诊断，配合实施最佳治疗方案，这正是 NBI 放大观察的魅力所在。

A）普通白光

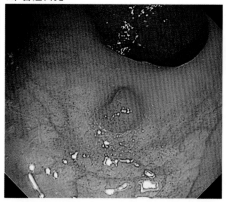

B）NBI

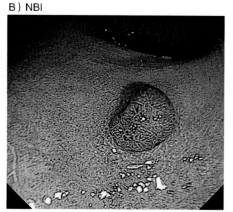

C）NBI 放大

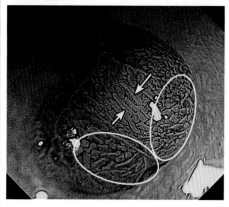

D）HE 染色（中倍镜）

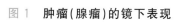

E）HE 染色（高倍镜）

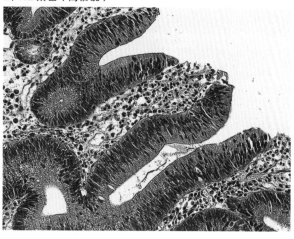

图 1　**肿瘤（腺瘤）的镜下表现**

A）直肠下段可见直径约 6 mm 息肉，表面
　发红

B）NBI 下息肉呈褐色

C）可见呈网状分布的扩张血管和管状伸
　展的裂缝状表面构造（⇨所示）。切线
　方向可见白色的表面构造呈规则分布
　（◯所示）。诊断为 JNET Type 2A

D）HE 染色下见较大的异型腺管增生

E）高倍镜下管状腺瘤（轻度异型）的图像，
　与内镜表现一致

(1)普通白光观察

通过**普通白光**观察，见乙状结肠存在表面发红的平坦隆起型病变（图 2A）。表面未见分叶，中心部隆起。

(2)NBI 观察

NBI 观察病变呈褐色，隆起部位同基底部相比**颜色较淡**（图 2B）。NBI 放大下见隆起部位的**血管口径不一、中断、排列紊乱**，即**网状血管结构遭到破坏**（图 2C）。此外，可见表面构造不规则。另外，基底部血管形态略显紊乱，但仍保持网状形态，表面构造较为规则（图 2C ○所示）。因此，病变中心隆起部分诊断为 JNET Type 2B，基底部为 JNET Type 2A。

(3)喷洒靛胭脂观察

通过喷洒靛胭脂放大观察，诊断为 JNET Type 2A 的部位可见**腺管开口形态**（以下简称"pit pattern"）为 ⅢL 型（图 2D ➡所示）。诊断为 Type 2B 的部位，可见 pit pattern ⅢL 型和 pit pattern Ⅲs 型同时存在（图 2D ▶所示）。

(4)病理图

图 2E、F 为切除送检的 HE 染色标本。病变基底部可见较大的异型腺管（图 2E ○所示），病变中心可见较小的异型腺管密集分布（图 2E）。形成小型腺管的细胞核质比（N/C 比）较高，诊断为黏膜内癌（图 2F）。由于腺管密度不同，且大小存在差异，因此可观察到与图 2C 和 D 中内镜下表现的不同之处。

病 例 ② 非肿瘤（增生性息肉）诊断案例

(1)普通白光观察

乙状结肠可见直径约 6 mm 的隆起型病变。**普通白光**下见病变与周围黏膜颜色一致或略浅，表面大体光滑（图 3A）。

(2)NBI 及喷洒靛胭脂观察

NBI 下血管几乎不可见，略微可识别的血管与背景黏膜血管颜色相同，无法观察血管形态（图 3B）。表面构造无明显白斑和黑斑（图 3C）。由此可诊断为 JNET Type 1。

喷洒靛胭脂放大观察，可见星芒状 pit pattern，诊断为增生性息肉（图 3D）。

> **memo**
> - 白斑（white spot）：NBI 放大下在病变表面所观察到的大小均匀的裂缝状小白点。
> - 黑斑（dark spot）：NBI 放大下在病变表面所观察到的圆形小黑点。

A）普通白光

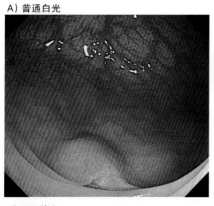

B）NBI

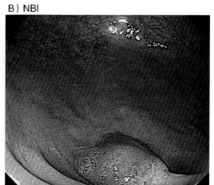

C）NBI 放大

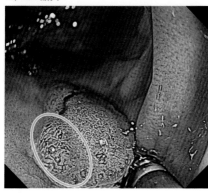

D）喷洒靛胭脂联合放大内镜

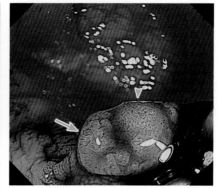

E）HE 染色

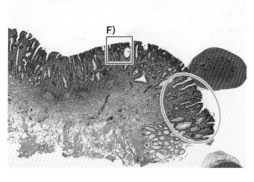

F）HE 染色（高倍镜）

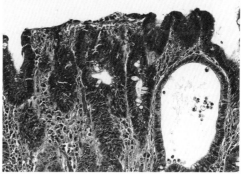

图 2　肿瘤（黏膜内癌）

A）白光内镜下，乙状结肠见平坦隆起型病变，中心部略隆起

B）NBI 下病变呈褐色

C）NBI 放大下顶部和基底部（○所示）可见不同的血管形态和表面构造。顶部病变诊断为 JNET Type 2B

D）靛胭脂染色后放大观察，顶部存在小于基底部的 pit pattern

E）HE 染色病理图，病变基底部（○所示）可见较大的异型腺管

F）高倍镜下，病变中心部出现较小的肿瘤腺管密集增生，与内镜下表现一致

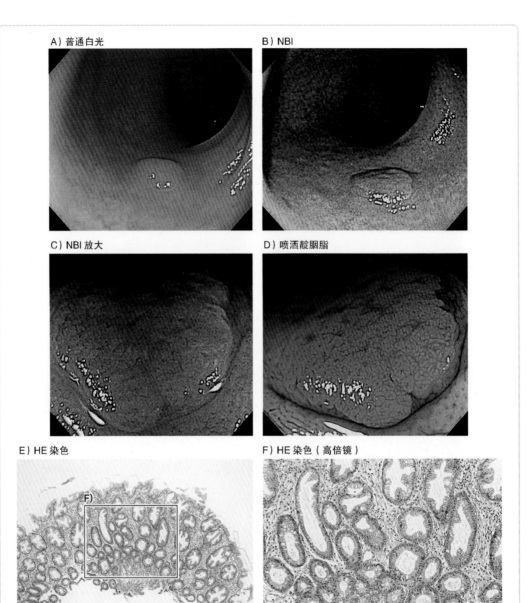

A）普通白光 B）NBI

C）NBI 放大 D）喷洒靛胭脂

E）HE 染色 F）HE 染色（高倍镜）

图 3　非肿瘤（增生性息肉）

A）白光下乙状结肠见与背景黏膜颜色相同的平坦隆起型病变

B）NBI 下病变颜色略浅于背景黏膜颜色

C）NBI 放大观察未见异常血管形态。诊断为 JNET Type 1

D）靛胭脂染色观察可见Ⅱ型 pit pattern

E）HE 染色图，见呈锯齿状结构的垂直腺管

F）高倍镜下未见隐窝底部分叉和水平方向的变形

(3)病理图

图 3E 为活检标本的 HE 染色图。可见呈锯齿状结构的垂直腺管。息肉表面的腺管内腔略有扩张。没有隐窝底部分叉和水平方向的变形(图 3F)。

病例 ③ 广基锯齿状腺瘤/息肉(SSA/P)诊断案例

(1)普通白光观察

普通白光观察,可见盲肠直径约 20 mm 的隆起型病变(图 4A)。病变颜色与周围黏膜颜色相同或略显发红,整体呈积云状不规则形态。表面**附着**难以清洗的**顽固黏液**。有报道指出,发生 SSA/P 病变,黏液会不断增多,有 60%以上的病变附着黄色黏液[1]。因此,要提高 SSA/P 的检出率,关键在于**清洗黄色附着物**,观察其下是否隐藏平坦型病变。

(2)NBI 观察

大约有 1/3 的病变,即使在 NBI 下**边界也不明显**,类似于半月形皱襞,但在本例中,可以明显观察到边界(图 4B)。**NBI 放大观察**,表面见**扩张的血管呈蛇行弯曲**(图 4C ➤所示),周围可见开口扩张的黑斑(图 4C ▶所示)。观察病变肛侧,可见散布着大小不一开口扩张的黑斑(图 4D)。

(3)病理图

图 4E 为内镜下黏膜切除术(EMR)送检标本的 HE 染色图。**隐窝底部**可见**分叉**,以及**沿水平方向变形**的锯齿状腺管,腺腔内富有黏液并伴有隐窝扩张,可诊断为 SSA/P。伴有轻度细胞异型的锯齿状腺管密集增生,可见表层存在丰富的间质血管(图 4F)。推测这反映了 NBI 放大观察到的扩张蛇行血管。但是,如前文所述,SSA/P 虽然从病理学上可以认定是**主要发生在隐窝底部的病变**,但试图从表面观察其变化,是非常困难的。

笔者总结自己既往病例样本,就如何通过 NBI 放大观察,对增生性息肉与 SSA/P 加以鉴别研究,结果表明,**表面可观察到的扩张蛇行血管是区别二者的重要特征**。此外,统计学数据结果也表明,**病变位置(右半结肠)、病变大小超过 10 mm**,也是诊断 SSA/P 的有效因素。以上三项中若有两项符合,即可诊断为 SSA/P,灵敏度和特异度分别达 79%和 87%。国内外其他内镜医师采用不同病例样本开展的有效性研究,也证明了以上结果的可靠性[12]。

NBI 放大观察所见腺管开口**扩张的黑斑**,可认为是反映了 Ⅱ 型 pit pattern,也反映了 SSA/P 的病理学诊断标准之一,**因丰富黏液而导致扩张的锯齿形腺管开口**。因此,可认为**扩张的黑斑是诊断 SSA/P 的特征之一**。实际上,将这一表现与扩张的蛇行血管结合起来进行诊断,对 SSA/P 的特异度可高达 88%,毫无疑问,这两项观察结果对于确诊 SSA/P 十分有效。不过,扩张的黑斑对 SSA/P 的灵敏度只有 45%,还需结合腺管开口形态是否为 Ⅱ 型 pit pattern,通过色素放大内镜加以确认。

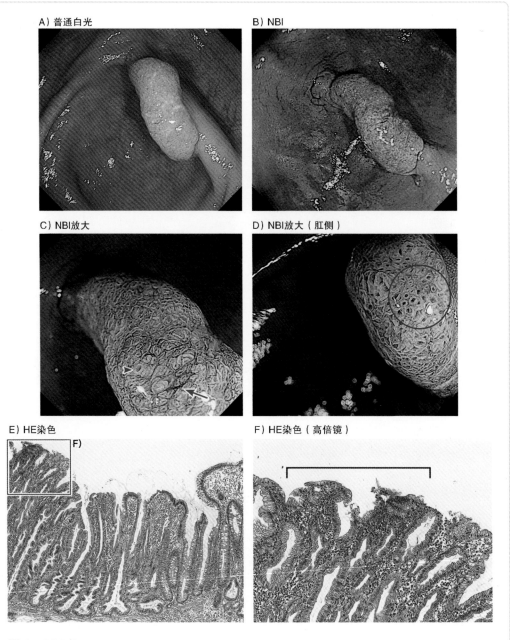

图 4　SSA/P

A）白光下盲肠可见与背景黏膜颜色相同的隆起型病变

B）NBI 观察可见病变为相同颜色

C）NBI 放大观察，表面可见扩张的蛇行血管（➤所示）与开口黑斑（▻所示）

D）NBI 放大观察到大小不一的开口黑斑。由于未见网状血管，诊断为 JNET Type 1

E）HE 染色图，隐窝底部可见不规则分叉、扩张的锯齿状腺管

F）HE 染色高倍镜下，表层间质可见血管密度较高的部位（▬所示）

病例 ④ 肿瘤（TSA）诊断案例

(1)普通白光观察

普通白光观察，直肠下段见直径约 3 mm 的发红隆起型病变（图 5A）。呈典型的息肉形态。

(2)NBI 及喷洒靛胭脂观察

NBI 下病变呈褐色（图 5B）。**NBI 放大观察**，腺管之间的间质部位可见血管的显著增生（图 5C）。病变表面构造呈环状或脑回状的白色物质规则排列，边缘存在许多细小锯齿状不规则结构。根据以上观察可诊断为 JNET Type 2A（图 5C）。**喷洒靛胭脂放大观察**，见管状或脑回状的 pit pattern 上有细小的**锯齿状沟槽**，可诊断为Ⅲ_H 型 pit pattern（图 5D）。

(3)病理图

图 5E 显示的是内镜下黏膜切除术（EMR）送检标本 HE 染色图。可见具有大型锯齿状结构的肿瘤腺管，其间质呈肿胀状态。肿瘤腺管内形成小的隐窝状结构（图 5F ➡ 所示）。根据以上表现，可以诊断为 TSA。

这反映了 NBI 放大观察到的**表面构造边缘的锯齿状结构**。藤井等将这种Ⅳ型 pit pattern 伴有锯齿状的结构命名为**松塔状形态**（pinecone like，Ⅳ_H），并指出这是传统锯齿状腺瘤（TSA）的特征[3]。实际上，笔者等回顾在本院摘除的 18 例 TSA 病例后发现，其中 8 例（44％）诊断为Ⅲ_H 型（蕨叶状）、10 例（56％）诊断为Ⅳ_H 型（松塔状）。TSA 为发红的息肉样病变，具有Ⅳ_H 或Ⅲ_H 型 pit pattern 的特征，内镜诊断相对较容易。

> **memo** 传统锯齿状腺瘤
>
> 　　具有锯齿状结构，呈息肉形态的异型腺管，嗜酸性细胞质和异位隐窝是其特征。在所有息肉中仅占不到 1％，临床好发于直肠。呈发红的颜色。

病例 ⑤ 非肿瘤（幼年性息肉）诊断案例

在非肿瘤病变中，有时会碰到幼年性息肉，容易误诊为肿瘤性息肉。图 6A 为**普通白光图像**。横结肠可见直径约 8 mm 的亚蒂病变，表面充血发红，伴自发性出血。

(1)FICE 观察

智能电子分光技术（FICE）放大观察，病变颜色略浅于背景黏膜，表面可见大量与背景黏膜颜色相同的小斑点（图 6B）。病变突起部由背景黏膜所覆盖。因此，可诊断为 JNET Type 1。

A）普通白光

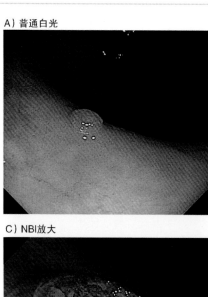

B）NBI

C）NBI放大

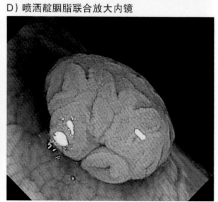

D）喷洒靛胭脂联合放大内镜

E）HE染色

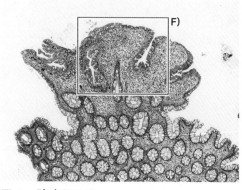

F）HE染色（高倍镜）

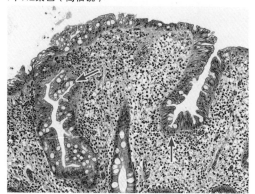

图5　肿瘤（TSA）

A）白光下，见直肠下段隆起发红息肉

B）NBI下病变呈褐色

C）NBI放大观察，表面构造之间可见细小的血管增生。管状或脑回状表面结构规则排列。诊断为
　JNET Type 2A

D）靛胭脂染色，可见蕨叶状的 pit pattern

E）HE染色图，可见大型锯齿状结构的肿瘤腺管

F）高倍镜下观察，肿瘤细胞具有嗜酸性的细胞质，可见局部形成扩张的隐窝结构（➙所示）

A）普通白光

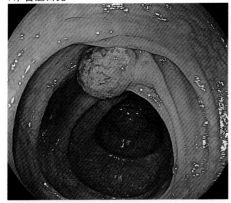

B）FICE 放大

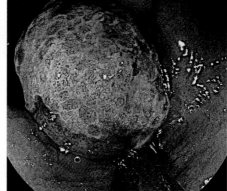

C）喷洒靛胭脂联合放大内镜

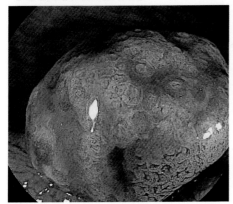

D）结晶紫染色联合放大内镜

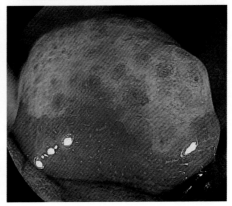

E）HE 染色

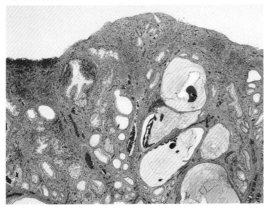

图 6 　非肿瘤（幼年性息肉）

A）横结肠可见发红的息肉样病变

B）FICE 放大观察，病变表面可见大量与背景黏膜颜色相同的斑点

C、D）靛胭脂及结晶紫分别染色后放大观察，表面可见大量Ⅰ型 pit pattern。其间未见黏膜纹理

E）HE 染色图，可见囊性扩张的腺管增生，无异型

（2）色素内镜观察

　　通过**喷洒靛胭脂放大观察**，病变表面可见大量Ⅰ型 pit pattern，pit pattern 之间观察不到黏膜纹理。非肿瘤黏膜一直覆盖到隆起部。边界清晰、**黏膜纹理消失**（图 6C）。**结晶紫染色放大观察**，可观察到同样的情况（图 6D）。

(3)病理图

图 6E 为内镜下黏膜切除术(EMR)切除组织的病理图像。可见囊性扩张的腺管增生,无异型。上皮脱落,间质肿胀。因此,通过内镜观察到的Ⅰ型 pit pattern 部位为无异型的扩张腺管。未见黏膜纹理的原因是上皮脱落,露出了间质。

同样**露出间质需要加以鉴别的**,还**有黏膜下层浸润癌**。但是,**幼年性息肉**可见Ⅰ型 pit pattern,因此,只要了解这个表现,仅凭图像增强内镜即可加以鉴别。

参考文献

［1］ Tadepalli US,et al:A morphologic analysis of sessile serrated polyps observed during routine colonoscopy (with video). Gastrointest Endosc,74:1360-1368,2011

［2］ Yamada M,et al:Investigating endoscopic features of sessile serrated adenomas/polyps by using narrow-band imaging with optical magnification. Gastrointest Endosc,82:108-117,2015

［3］ 藤井隆広,藤盛孝博:10 mm 以上锯齿状病变の内视镜诊断-LHP とSSA/P は同一病变か? 胃と肠,46:449-457,2011

二、肿瘤与非肿瘤的鉴别诊断
（二）病例
病例1　腺瘤

猪又寛子，玉井尚人

病例 **1**

【**患　者**】　男性，60多岁。

【**现病史**】　体检时肛门指诊怀疑直肠息肉，行肠镜检查发现乙状结肠病变，介绍至我院进行治疗。

1. 观察时的注意点

　　腺瘤是大肠镜检查时发现**最多的**病变。通过**普通白光观察**，确认**病变的形态、颜色、进展程度**，结合图像增强内镜仔细观察，与黏膜内癌相鉴别。

2. 如何判断内镜所见

　　普通白光观察，可见发红的隆起型病变（图 1A）。靛胭脂染色后可见病变内存在部分隆起（图 1B ○ 所示），NBI放大观察见轻度扩张血管。血管形态均一，表面构造整齐，因此判断其属于 JNET Type 2A（图 1C）。结晶紫染色观察，仅可见Ⅲ$_S$型（图 1D ○所示）、Ⅲ$_L$型 pit pattern（图 1B、D ○所示），未见 V 型 pit pattern（图 1D）。据此，诊断为腺瘤。

该例的要点

①血管形态均一，表面构造整齐，可诊断为腺瘤。

②腺管开口形态（pit pattern）主要为Ⅲ$_S$型，隆起部位可见Ⅲ$_L$型 pit pattern。

（**内镜诊断**）　腺瘤（管状腺瘤）

201

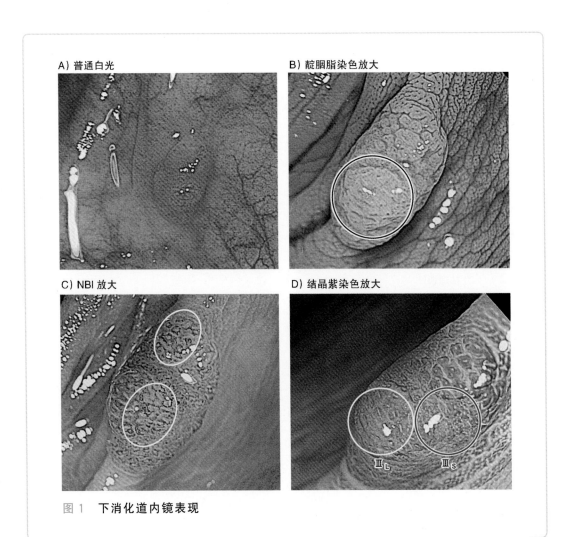

图1 下消化道内镜表现

A) 普通白光   B) 靛胭脂染色放大

C) NBI放大   D) 结晶紫染色放大

▼ 3. 病理诊断

　　沿图 2A、B 上的⇨方向切开。病理切片（图 2C）中的↔表示腺瘤的范围。虽然肿瘤腺管更密集地分布在隆起部位，而非肿瘤边缘部位，但肿瘤细胞核位于腺管基底一侧，呈类圆形，细胞异型程度也较轻（图 2D）。

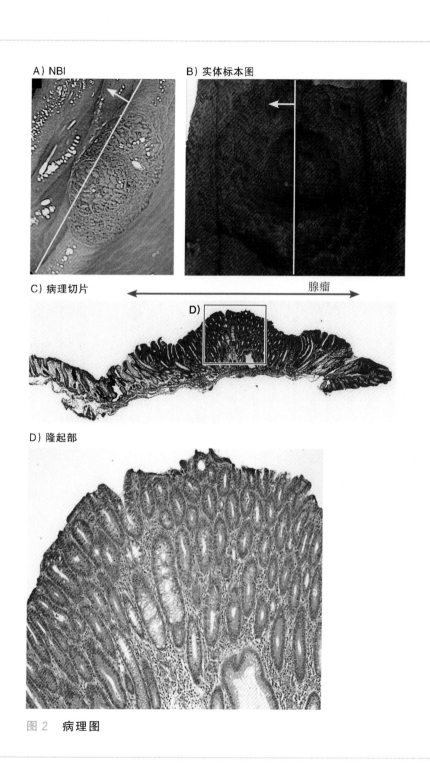

A）NBI

B）实体标本图

C）病理切片 　　　　　　　　　　　　　　　　　　　　　腺瘤

D）

D）隆起部

图2　病理图

最终诊断　管状腺瘤

二、肿瘤与非肿瘤的鉴别诊断
（二）病例
病例2　SSA/P

関口雅則，山田真善

病例 **2**

【患　者】　男性，60 多岁。

【现病史】　因大便隐血阳性行大肠镜检查，发现乙状结肠直径约 20mm 隆起型病变。介绍至我院进一步治疗。

▶ 1. 观察时的注意点

发现隆起型病变后，一定要确认是否存在**皱襞密集**和**粗大结节**、**明显凹陷**等提示 SM 浸润的表现，以及边缘是否连续分布被称为裙边的 Ⅱb 状侧方进展的平坦病变。

此外，NBI **放大观察**和**结晶紫染色**（CV）放大观察，不仅对肿瘤或非肿瘤的鉴别有效，对于浸润深度诊断也很有效。但是，在放大观察时，内镜接触到病变一旦造成**出血**，之后的观察就会很困难，要特别留意。为避免内镜触碰病变，要注意在观察后**尽快离开病变部位**。

观察时的要点

①对于隆起型病变要注意，是否存在皱襞密集、粗大结节、明显凹陷和裙边状平坦病变。

②变换体位或使用钝头喷洒管（NT-tube）压迫有助于观察病变的详细情况。

③放大观察时，为预防内镜接触出血，要轻柔操作内镜靠近病变。首先通过低倍放大快速观察整体情况，再用高倍放大对重点部位依次进行观察。另外，观察之后尽快离开病变部位，可以避免意外出血。

▶ 2. 如何判断内镜所见

(1) 普通白光观察（图 1）

乙状结肠见向腔内突出的直径约 20 mm 隆起型病变。病变顶部存在直径约 10mm 发红**结节**（⇨所示）。结节**表面光滑**，可见多处**扩张的血管**。另外，**与结节相连的平坦病变区域**向外过渡延续，与周围黏膜的边界不清晰。该平坦区域可见大范围的白斑，背景黏膜的血管透见消失。

(2) NBI 观察(图 2A)

结节部分呈褐色,而平坦区域与周围黏膜呈相同颜色。另见发白区域,与普通白光下观察到的白斑部位一致(➭所示)。

(3) NBI 放大观察(图 2B)

结节表面可见**扩张、蛇行的血管,部分出现中断**(➭所示)。并且,中心部分可见**血管稀疏区域**(◯所示)。同一位置的表面构造不清晰或消失。综上,诊断为 JNET Type 3。

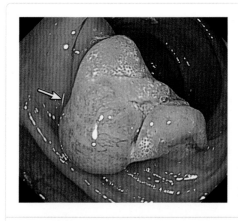

图 1　**普通白光观察**
可见直径约 20 mm 的隆起型病变。病变顶部存在直径约 10 mm 的发红结节(➭所示)

A) NBI

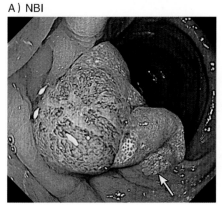

B) NBI放大

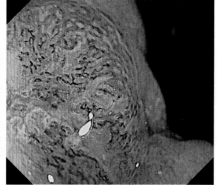

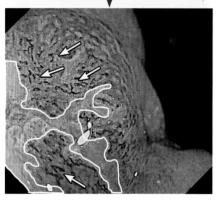

图 2　**NBI 观察**
A) NBI 下结节部呈褐色,可见平坦区域与周围黏膜呈相同颜色
B) 结节表面可见扩张、蛇行的血管,部分出现中断(➭所示)。中心部分可见血管稀疏区域(➡所示)

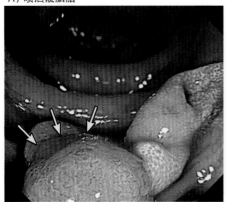

A）喷洒靛胭脂

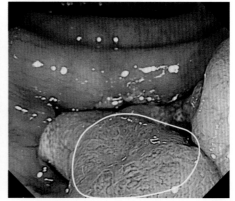

B）靛胭脂染色放大

图 3　靛胭脂染色观察

A)病变边界清晰。结节表面可见轻微凹陷(➡所示)

B)结节内的凹陷部分诊断为 V_I 型 pit pattern

(4)靛胭脂染色观察(图 3A)

病变边界清晰。结节顶部见轻微凹陷(➡所示)。

(5)靛胭脂染色放大观察(图 3B)

结节内的轻微凹陷部分可见伴有**分叉和边缘不规则的** pit pattern,诊断为 V_I 型 pit pattern。

(6)结晶紫(CV)染色放大观察

结节内的凹陷部分可见伴有分叉和边缘不规则的 pit pattern,且**不清晰**(V_I 型高度不规则型 pit pattern,○所示),但缺乏清晰范围,可诊断为 V_I(non-invasive)型 pit pattern(图 4A)。而在平坦区域可见 Ⅱ 型 pit pattern(○所示)和**蕨叶状构造**($Ⅲ_H$ 型 pit pattern,○所示)(图 4B)。

综上所述,平坦区域诊断为广基锯齿状腺瘤/息肉(SSA/P),结节部分诊断为由 SSA/P 引起的癌。浸润深度在 NBI 放大下怀疑是 SM 重度浸润,但在结晶紫(CV)染色放大观察下诊断为 V_I(non-invasive)型 pit pattern,因此认为也可能是 SM 轻度浸润,实施了内镜下黏膜切除术(EMR)。

内镜诊断　SSA/P 相关 SM 轻度浸润癌

A）结节部分   B）平坦区域

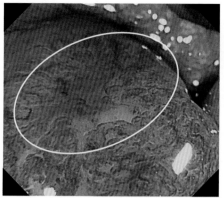 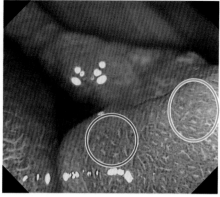

图 4   **结晶紫染色放大观察**

A）结节内的凹陷部分诊断为 V_1（non-invasive）型 pit pattern

B）平坦区域诊断为 II 型 pit pattern（○所示）和 III$_H$ 型 pit pattern（○所示）

A）内镜图像

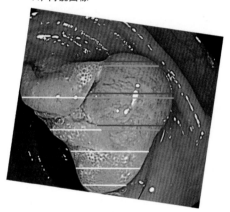

B）EMR 切除送检标本

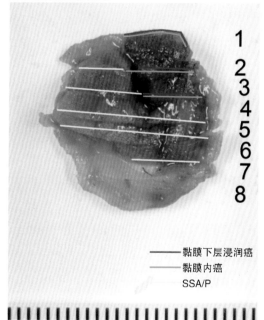

黏膜下层浸润癌
黏膜内癌
SSA/P

图 5   **EMR 切除送检标本的定位图与内镜图像的对比复原**

结节部分为 SM 重度浸润癌，平坦区域为广基锯齿状腺瘤/息肉（SSA/P）

◤ 3. 病理诊断

EMR 切除送检标本的定位图与内镜图像的对比复原如图 5 所示。

病理图中,可见与内镜下所见结节一致的中分化和高分化腺癌(图6A、B)。平坦区域可见呈锯齿状结构的腺管,其中,部分区域在隐窝底部可见腺管的分叉及倒T字形的水平方向变形,故诊断为SSA/P(图6A、C)。肿瘤向黏膜下层深层浸润(距离表面3500 μm,图6D↔所示)。另外,虽然未见明显暴露,但是可见肿瘤一直延伸到垂直切除的切缘旁(VMX)。而且,淋巴管侵袭为阳性(图6E)。

判断为非治愈切除,追加实施大肠切除手术。结果虽然未见EMR术后瘢痕部位出现肿瘤残留,但是淋巴结转移为阳性(pT1b,N1,M0,Stage ⅢA)。

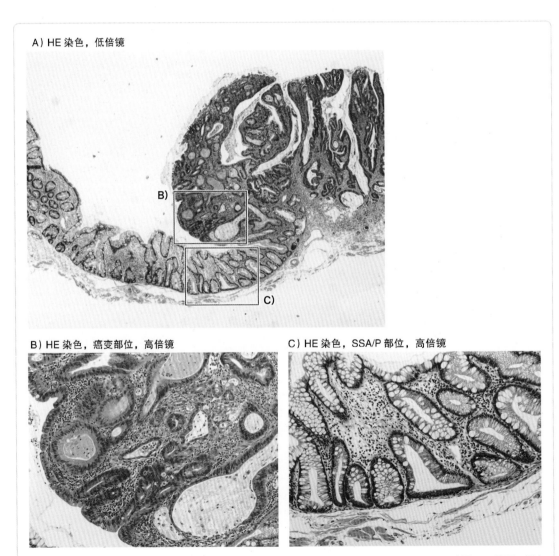

A)HE染色,低倍镜

B)HE染色,癌变部位,高倍镜

C)HE染色,SSA/P部位,高倍镜

(图6:接下一页)

D）HE染色，病变最深处，低倍镜

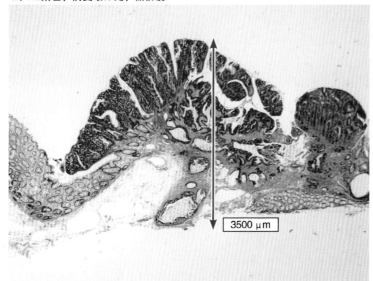

3500 μm

E）D2-40染色，高倍镜

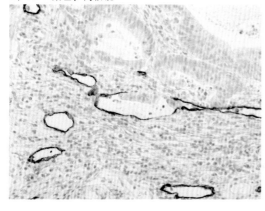

图6　病理图

A）病变结节部分与平坦区域边界的 HE 染色病理图

B）结节部分可见中分化和高分化腺癌

C）平坦区域为广基锯齿状腺瘤/息肉（SSA/P）

D）肿瘤的浸润深度距表层 3500 μm

E）可见淋巴管侵袭

最终诊断　Type 0-Ⅰs+Ⅱa，7 mm×7 mm，SSA/P 中的中-高分化癌，pSM2（3500 μm），ly1，v0，Budding Grade 1，pHM0，pVMX

二、肿瘤与非肿瘤的鉴别诊断
（二）病例
病例3 TSA

紺田健一，坂本 琢

病例 **3**

【患 者】 女性，50多岁。

【现病史】 因大便隐血阳性，由上一家医院介绍至本院。大肠镜检查发现直乙交界移行部(Rs)0-Ⅱa＋Ⅰs病变（图1）。

▶ 1. 观察时的注意点

传统锯齿状腺瘤(TSA)**性状不同的部位有时会呈两段(不同)状态**。另外，仅通过普通白光观察很难识别平坦隆起部分的边界，需要在NBI和靛胭脂染色观察下确认病变的整体状况。

▶ 2. 如何判断内镜所见

(1)普通白光观察

直乙交界移行部(Rs)可见直径约30 mm的肿瘤性病变，病变由轻度发红隆起部分(Ⅰs)和褐色平坦隆起型病变(Ⅱa)组成（图1A）。

(2)喷洒靛胭脂(不放大)

病变边界清晰（图1C）。

(3)NBI放大观察

隆起部位可见清晰规则的网状毛细血管，属于JNET Type 2A（图2B）。另外，局部可见血管粗大且密集的形态（图2B○所示）。平坦隆起区域未见扩张的血管，属Type 1（图2G）。

(4)色素法放大观察

在隆起部位，Ⅲ_L型pit pattern和脑回状Ⅳ型pit pattern的边缘可见锯齿状不规则（蕨叶状）的Ⅲ_H型表现（图2E○所示），以及松塔状的Ⅳ_H型（图2C○所示）pit pattern（图2C～F）。在平坦隆起部位可见Ⅱ型pit pattern（图2H）。

观察时的要点

仅通过 NBI 放大观察的血管形态,很难诊断是否为传统锯齿状腺瘤(TSA)。诊断 TSA 需要详细观察 pit pattern。与绒毛状的Ⅳ型相似但前端粗大,且血管和发红明显,呈松塔状形态的 pit pattern,我们称其为松塔状;在管状Ⅲ$_L$型和分叉状或脑回状的Ⅳ型中伴有锯齿状 pit pattern,我们称之为蕨叶状。有报道指出,如果能观察到这些所见,约有 95% 的可能性为 TSA[1]。如果怀疑是 TSA,则有必要进行靛胭脂、结晶紫染色观察。

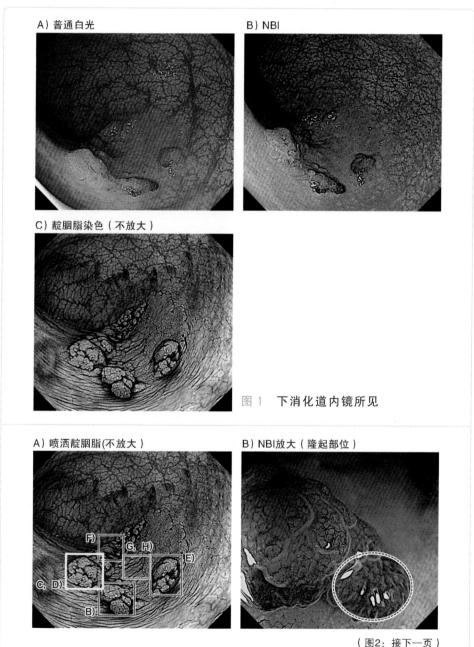

A) 普通白光　　　　　　　　　B) NBI

C) 靛胭脂染色（不放大）

图 1　下消化道内镜所见

A) 喷洒靛胭脂(不放大)　　　　B) NBI放大（隆起部位）

（图2：接下一页）

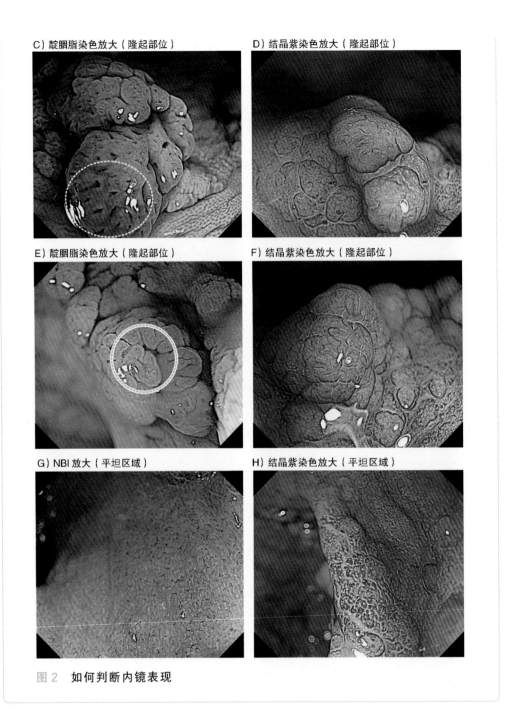

C）靛胭脂染色放大（隆起部位）　　D）结晶紫染色放大（隆起部位）

E）靛胭脂染色放大（隆起部位）　　F）结晶紫染色放大（隆起部位）

G）NBI放大（平坦区域）　　H）结晶紫染色放大（平坦区域）

图2　如何判断内镜表现

内镜诊断　含有 TSA 的肿瘤性病变

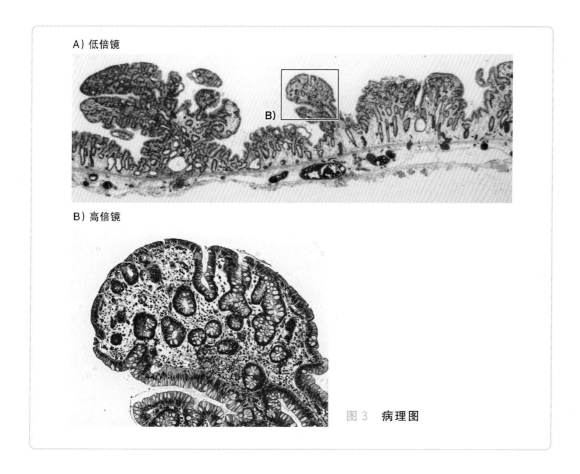

A) 低倍镜

B) 高倍镜

图3　病理图

3. 病理诊断

　　隆起部分异型增生的腺体上皮胞浆嗜酸,腺腔呈锯齿状结构。可见异位隐窝和间质肿胀,炎细胞浸润,诊断为传统锯齿状腺瘤(TSA)(图3)。

最终诊断　传统锯齿状腺瘤(TSA)

参考文献

[1]　Kashida H,et al:Endoscopic characteristics of colorectal serrated lesions. Hepatogastroenterology,58：1163-1167,2011

二、肿瘤与非肿瘤的鉴别诊断
（二）病例
病例4　增生性息肉

中尾　裕，玉井尚人

病例 **4**

【患　者】　男性，70多岁。

【现病史】　因大便隐血阳性，由附近医院介绍到本院行下消化道内镜检查，横结肠见直径约10 mm的Ⅱa病变。

1. 观察时的注意点

锯齿状病变表面常伴有黏液附着。覆盖的黏液容易造成漏诊，因此对于多发广基锯齿状腺瘤/息肉（SSA/P）的**右半结肠**，尤其要注意**充分清洗黏液**，仔细观察。

发现直径5 mm以上的白色平坦病变时，需要通过放大内镜观察是否存在**卵圆形扩张的Ⅱ型pit pattern**，以鉴别是否为SSA/P。如果是SSA/P，则属于内镜切除的适应证。

2. 如何判断内镜所见

①**普通白光观察**（图1A），可见与周围黏膜色调相近略发白的直径约10 mm Ⅱa型病变（➡所示）。

②**在靛胭脂染色下**（图1B），病变形态更清晰，可见Ⅱ型腺管结构（○所示）。

③**自体荧光成像**（AFI）（图1C）观察，病变与周围正常黏膜色调一致，呈深绿色，未见颜色变化。

④**NBI观察**（图1D、E），未见血管扩张。另外，通过表面构造可以间接观察腺管开口的形态，但在放大观察（图1E）中，也未见卵圆形扩张的腺管（Ⅱ-d pit pattern）。诊断为JNET Type 1。

⑤**在结晶紫染色放大观察**中（图1F），可见具有代表性的"**乌鸦脚印状**""**星芒状**"的Ⅱ型pit pattern（○所示）。综上所见，诊断为右半结肠巨大增生性息肉，采取内镜下黏膜切除术（EMR）完整切除。

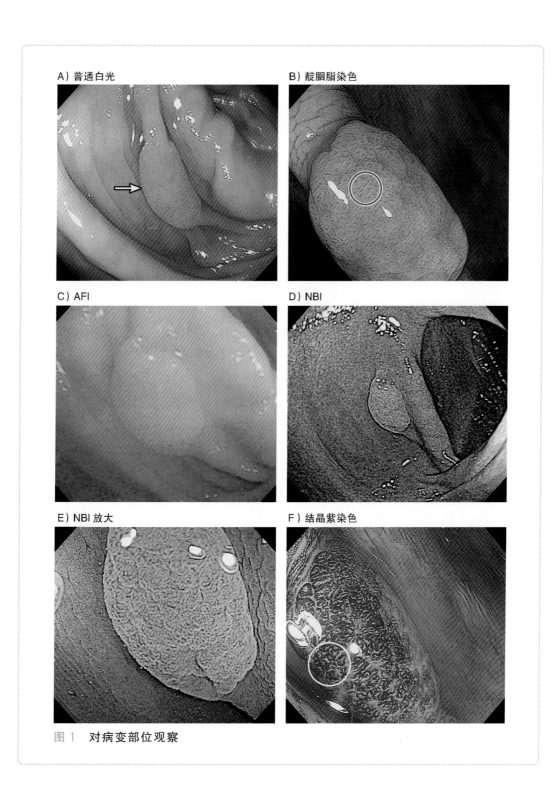

A）普通白光

B）靛胭脂染色

C）AFI

D）NBI

E）NBI 放大

F）结晶紫染色

图 1　对病变部位观察

内镜诊断　增生性息肉（HP）

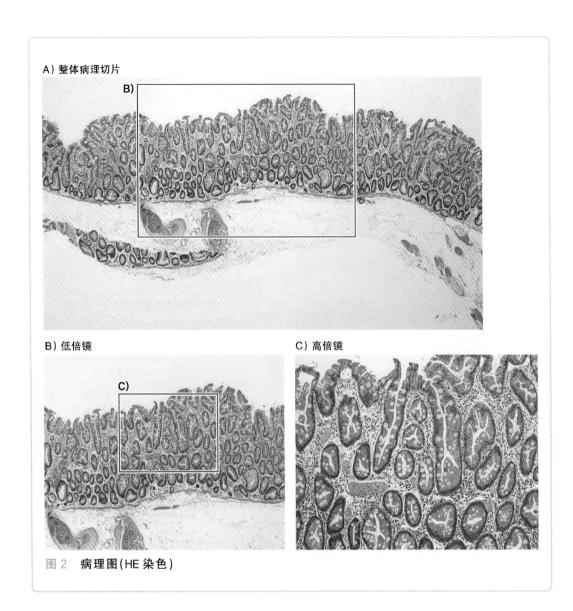

A）整体病理切片

B）

B）低倍镜

C）

C）高倍镜

图2　病理图（HE染色）

▼ 3. 病理诊断

(1)EMR切除后的病理标本(整体,低倍镜图)（图2A、B）

可见腺体隐窝呈**锯齿状**改变。未见隐窝基底扩张、不规则分叉、倒 T 字/L 型隐窝等异常腺管结构。

(2)高倍镜图（图2C）

未见细胞异型,与增生性息肉不矛盾。

该例的要点

本例为直径约 10 mm 的病变,是所谓的巨大增生性息肉(large hyperplastic polyp)。虽然这种病变与 SSA/P 不易鉴别,但在 NBI 放大下未见 II-d 型 pit pattern[1],在结晶紫染色下未见 II-O 型 pit pattern[2],故诊断为增生性息肉。虽然与病理诊断相符,但是假如对送检标本的深切做进一步研究,也有可能发现 SSA/P 腺管。从这个意义上说,也可认为是 EMR 的适应证。

最终诊断 增生性息肉(HP)

参考文献

[1] Nakao Y,et al:Endoscopic features of colorectal serrated lesions using image-enhanced endoscopy with pathological analysis. Eur J Gastroenterol Hepatol,25:981-988,2013

[2] Kimura T,et al:A novel pit pattern identifies the precursor of colorectal cancer derived from sessile serrated adenoma. Am J Gastroenterol,107:460-469,2012

三、浸润深度诊断
(一)诊断逻辑与过程

高丸博之，斋藤　豊

> ## 要　点
>
> ①首先要仔细观察普通白光下表现，调节注气量。
> ②按照普通白光→NBI放大→结晶紫染色放大的顺序进行诊断。
> ③采用NBI观察诊断大肠癌浸润深度时，主要是观察血管形态和表面构造。
> ④要进行更为详细的定性诊断，则需要根据内镜下的表现对病理结构进行预测。
> ⑤特别是经NBI放大观察后诊断为JNET Type 2B的病例，还需要进行结晶紫染色放
> 　大观察。

诊断程序

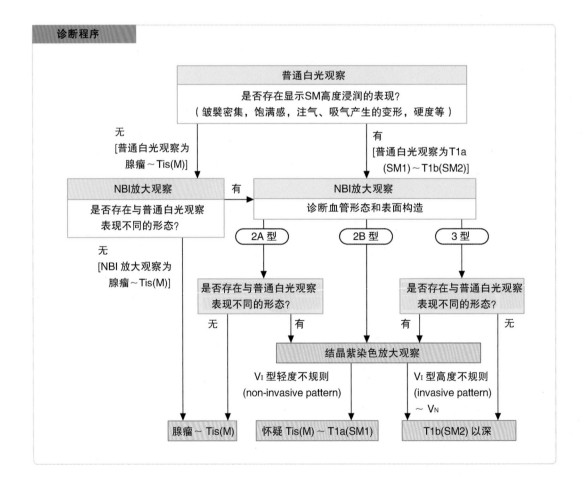

按照普通白光→NBI→结晶紫染色的顺序进行诊断

图1为早期大肠癌 T1b 型病例的内镜图像。在普通白光下可见非息肉样增长（non-polypoid growth，NPG），呈饱满感（图 1A）。NBI 放大观察，**血管形态可见粗大血管的中断和血管稀疏区域，表面构造可见无结构区域**（图 1B、C）。

A）普通白光

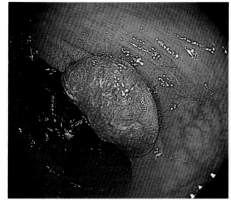

B）NBI

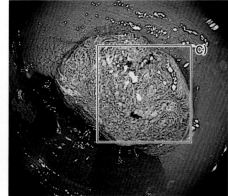

C）NBI放大

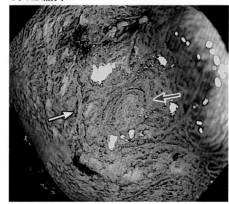

图 1　早期大肠癌(T1b)NBI 放大观察
A）直乙交界移行部可见 0-Ⅱa＋Ⅱc 型病变
B）NBI 下对□处进行放大观察
C）NBI 放大下，可见血管中断（⇨所示），表现
　 为血管稀疏区域及无结构区域（➡所示）

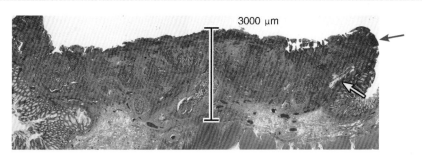

3000 μm

图 2　病理图
可见黏膜肌层断裂（⇨所示），肿瘤浸润至黏膜下层。出现间质反应，黏膜表面的腺管结构
消失（➡所示）。一般认为，若出现此类病理结构，则可观察到图 1 所示的内镜表现

一般的诊断顺序为，先使用普通白光观察进行诊断，初步判断浸润深度和要重点观察的部位，接下来使用IEE放大观察进行进一步的定性诊断。

　　对JNET Type 2B等IEE放大观察难以准确鉴别时，要结合结晶紫染色放大进行诊断。

诊断逻辑 ② 预测病理结构

　　图2为图1病例的病理图像。黏膜肌层断裂，肿瘤浸润至黏膜下层，出现间质反应。**通过内镜表现预测病理结构**，对此类病例的浸润深度诊断也十分重要。

　　内镜表现下的**血管形态**和**表面构造**反映了其病理结构和腺管形态。对这些表现进行准确分类并做出诊断，是定性诊断中最基本的环节。在此基础上，对病理结构进行预测，思考**是什么样的病理结构产生了这样的内镜表现**，可使定性诊断更为精确（图3）。

　　再次观察病理图像，○圈部位为肿瘤（图4）。图4A ➡️所示的部位呈现出由非癌黏膜到癌黏膜的变化。由于癌组织与黏膜下层浸润部位粘连在一起，因此其变化过程不是"非癌→黏膜内癌→SM癌"，而是"非癌→SM癌"，并出现突然浸润至深部的癌变区域。在内镜下，表现为明显的边界（图4B○所示）。由此，可预测在本例中不仅存在血管稀疏区域，还存在一定范围

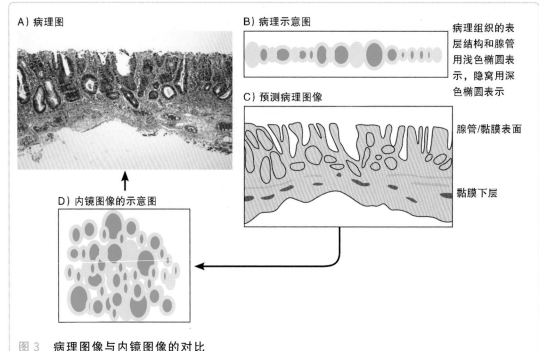

图3　病理图像与内镜图像的对比

A)的病理图像可以简化为B)所示的示意图。病理图像是垂直切面，而内镜图像观察的是表面水平切面，因此内镜图像只能观察到黏膜表面结构

实际上，由于黏膜是沿平面展开的，因此内镜图像可以示意为D)所显示的形态。通过在脑海中时刻对比病理图像和内镜图像，可以进行更加精确的定性诊断

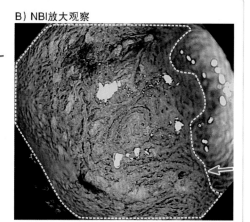

A) 病理图像　　　　　　　　　　　　B) NBI放大观察

图 4　利用边界预测浸润深度
A) ○圈起的范围为肿瘤
B) 根据血管形态和表面构造不同,可判断○为边界

的 SM 浸润。因此,在观察血管形态和表面构造的同时,根据内镜下表现预测病理结构,进行更为精确的定性诊断。

病例 ① T1b(SM 高度浸润)病例的诊断(顺序)

首先,**普通白光观察下**,可见肿瘤整体呈饱满感,存在一定厚度,且伴**随皱襞密集**(图 5A ⇨所示,3 处以上)。凹陷内存在轻度凹凸不平(图 5A),由此怀疑为 SM 高度浸润。通过 NBI **观察**确认整体情况(图 5B)。预测凸起部位并非肿瘤黏膜而是非息肉样生长(NPG)。从该表现也可以判断出整个肿瘤存在 SM 浸润的可能。因此,通过普通白光观察和 NBI 观察可知,应将放大观察的重点集中在凹陷区域。

NBI 放大观察中,应关注**血管的粗细及是否存在血管中断、排列不规则**,有无血管稀疏区域、无结构区域等情况(图 5C)。由于黏液的附着,会导致观察难以进行,因此在观察前要仔细清洗黏液。本例由于可见粗大血管的中断和血管稀疏区域,因此判断为 JNET Type 3,结晶紫染色观察可以不做。**在结晶紫染色放大观察**中,要注意 pit pattern、边界和明显范围。在本例中,pit pattern 为 V_I 型高度不规则(侵入型)～V_N 型(图 5D)。由于推测其为非息肉样生长(NPG),整体呈饱满感,凹凸不平,且血管形态和表面构造均不规则,因此可推测整个凹陷部位存在 SM 浸润。诊断结果为:早期盲肠癌,0-Ⅱa+Ⅱc 型,15 mm,浸润深度为 cT1b。

观察**病理图像**,可见与血管形态及表面构造不规则区域相对应的 SM 浸润及黏膜肌层的断裂(图 5E ⇨所示)。此外,本例虽然没有行黏膜下注射,但根据以往经验,局部注射后抬举征为阴性,可将其作为对 SM 深度浸润的判断方法。

A) 普通白光	B) NBI
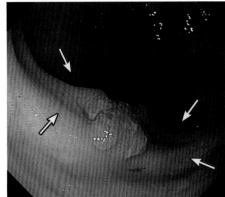	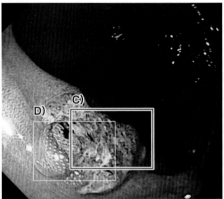

C) NBI 放大	D) 结晶紫染色放大
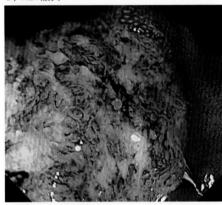	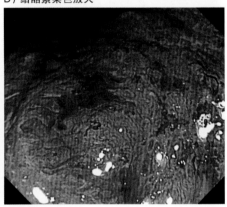

E) 病理图（HE 染色）

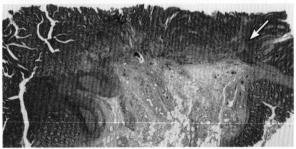

图 5　T1b 型早期大肠癌 NBI 放大表现

A）盲肠可见凹陷病变,伴随皱襞密集(⇨所示)和周围黏膜隆起

C）可见血管排列不规则且部分中断。虽然局部区域受黏液影响,难以判断表面构造是否为无结构,但血管稀疏区域的表现为无结构形态

D）结晶紫染色放大观察下的 5B□区域。可见边界存在,具有明显的范围,同时可见 V_1 型高度不规则的 pit pattern

E）可见黏膜肌层断裂,浸润至黏膜下层

最终病理诊断:C,0-Ⅱa＋Ⅱc 型,11 mm×9 mm,tub1＞tub2,T1b,ly0,v0,pN0(0/28),pPM0(180 mm),pDM0(110 mm),pRM0

普通白光观察时,应注意**皱襞密集及硬化**(图 6A)。与病例 1 相比,皱襞的密集(图 6A ⇨ 所示不足两处)没有那么明显,整体较为柔软,吸气时会产生变形,但中央部位残存部分硬度较大的区域(图 6B),放大观察时需要重点关注。

NBI 放大观察,可见整体血管分布不均且粗细不均(图 6C)。需要注意的中央部位未见粗大血管的中断。血管密度虽然略低,但未见局部范围(提示有 SM 浸润癌部位)的不规则表现。根据以上所见,判断血管形态和表面构造为 2B 型。整体呈 JNET Type 2B,需要进行**结晶紫染色放大观察**(图 6D)。此时仍需注意中央部位,**重点观察其腺管开口形态、边界及其范围**。未见明显的范围,可认为 V_I 型轻度不规则(non-invasive pattern)。

病理图,整体为 Tis(M)癌(图 6E),中央部位虽无法否认存在 SM 浸润,但基本可不考虑有较大的癌变浸润。诊断结果为:早期大肠癌,Ⅱa 型(LST-NG)25 mm,浸润深度为 cT1a。中央部位黏膜肌层仍然存在,但部分区域可见 SM 浸润,这对应了内镜下的皱襞密集和硬化表现。病变表层为 M 癌(SM 癌未暴露),虽然结构已出现变形,但腺管结构在一定程度上得以保留,因此观察到了图 6C、D 对应的内镜表现。

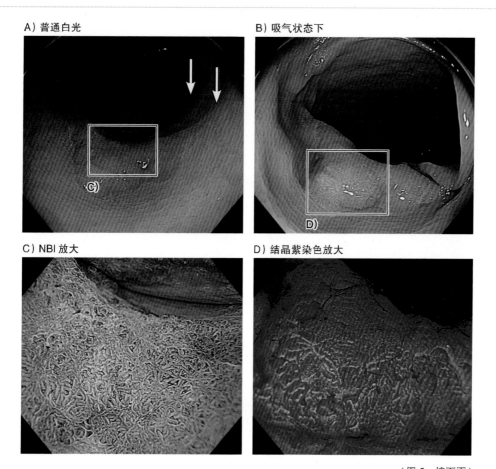

A) 普通白光

B) 吸气状态下

C) NBI 放大

D) 结晶紫染色放大

(图 6:接下页)

E）病理图（HE染色）

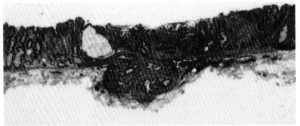

图6　T1a放大所见

A）可见平坦隆起型病变，伴有黏膜皱襞密集，病变处于早期阶段且伸展状态相对良好

B）普通白光观察，虽然吸气时整体出现变形，但病变中央部位略显僵硬

C）血管口径不同且分布不规则，表面构造不规则

D）边界不清晰，可见 V_1 型轻度不规则 pit pattern

E）未见黏膜肌层断裂，可见少量癌肿浸润至黏膜下层。在该部位的表层，其黏膜内癌肿与周围癌组织结构一致

最终病理诊断：D，0-Ⅱa型，22 mm×17 mm，tub1，T1a，ly0，v0，pHM0，pVM0

三、浸润深度诊断

（二）病例

病例1　M癌和腺瘤（0-Ⅱc）

田中優作，斎藤　豊，関根茂樹

病例 1

【患　者】　女性,70 多岁。

【现病史】　因大便隐血阳性,介绍至我院行大肠镜检查,见横结肠一处 0-Ⅱc 型病变（图 1）。

◤ 1. 观察时的注意点

大肠的凹陷性病变,一般难以通过普通白光观察发现。白光下寻找**血管透见消失、轻微发红**等细微表现（图 1A）,以及通过 NBI 观察,寻找**边缘部位呈褐色环状(O-ring)**等表现,可有助于发现凹陷型病变（图 1B）。

观察时,为尽量避免出血,要从病变外侧开始小心地进行清洗,在白光下通过改变空气量判断病变的厚度及是否存在凹陷内隆起。此外,通过喷洒靛胭脂,可以使凹陷部位清晰显现（图 1C）。通过结晶紫(CV)染色诊断 pit pattern 时,要避免引起出血（图 1D）。

◤ 2. 如何判断内镜所见

(1)普通白光观察

横结肠皱襞见直径约 15 mm 的平坦凹陷型病变,表面发红（图 1A）。凹陷明显,在普通白光观察下,其肉眼型为 0-Ⅱc 型。

(2)NBI 观察

NBI 下,边缘正常黏膜部位呈褐色,环状表现呈阳性（图 2A）。NBI 放大观察,虽可见网状血管形态出现多处中断（图 2B ○所示）,但未见明显的扩张及口径不同,表面构造虽然存在但不清晰（图 2B）。综上,该病变为佐野分型的 CPⅡ型,JNET Type 2B。

(3)色素内镜观察

靛胭脂染色可见比较规则的腺管,诊断为Ⅲ$_L$、Ⅲ$_S$ 型（图 2C）。结晶紫染色放大观察,虽未见不规则腺管结构,但腺管排列方向不一致,可见部分腺管排列杂乱,诊断为 V$_I$ 型轻度不规则（图 2D）。

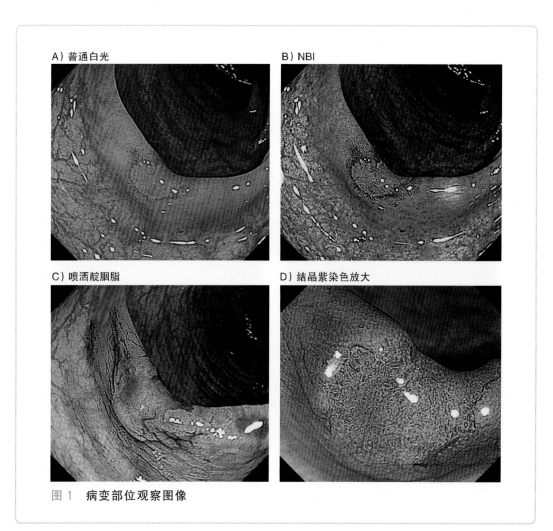

A) 普通白光　　　　　B) NBI

C) 喷洒靛胭脂　　　　D) 结晶紫染色放大

图 1　病变部位观察图像

观察时的要点

①凹陷部位清晰，肉眼型为 0-Ⅱc 型。

②NBI 下见环状表现。

③根据 NBI 放大观察的血管形态及表面构造，判断为黏膜内病变。

④JNET Type 2B 的病变浸润深度，可利用结晶紫染色加以准确判断。

（内镜诊断）早期大肠癌/黏膜内癌

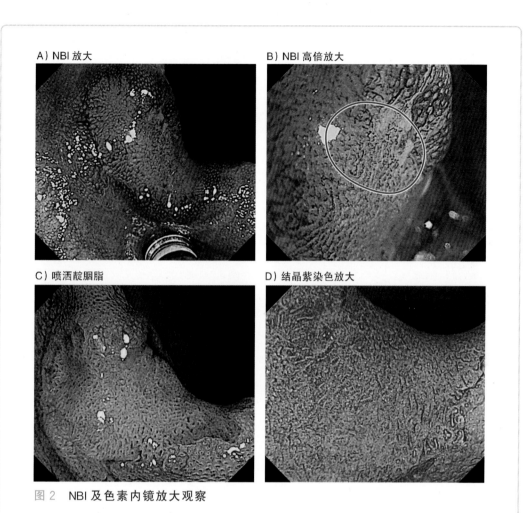

A）NBI 放大

B）NBI 高倍放大

C）喷洒靛胭脂

D）结晶紫染色放大

图2　NBI 及色素内镜放大观察

◤ 3. 病理诊断（图 3）

将完整切除标本分为 7 条进行观察（图 3A，与图 3B 内镜对比）。可见比周围黏膜略呈凹陷的病变（图 3C）。低倍镜下观察，腺管虽呈垂直方向排列，但黏膜内可见略不规则增生的肿瘤性腺管（图 3D）。高倍镜下，肿瘤性腺管的细胞核呈圆锥状、纺锤型，假复层排列，基本排列于基底侧，因此诊断为腺瘤（图 3E）。

A）标本定位图

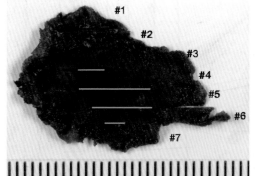

B）与内镜的对比

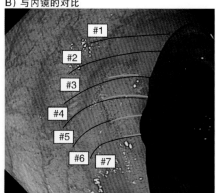

C）#4 病理切片

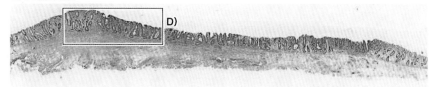

D）低倍镜（#4）

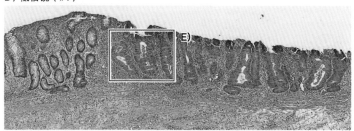

E）高倍镜（#4）

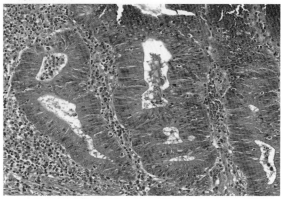

图 3　病理复原图

最终诊断　管状腺瘤

三、浸润深度诊断
（二）病例
病例2　M癌（LST-NG）

猪又寬子，玉井尚人

病例 2

【**患　者**】　男性，40多岁。

【**现病史**】　体检时大便隐血呈阳性，于外院行大肠镜检查发现直肠病变，转入我院治疗。

1. 观察时的注意点

与隆起性肿瘤相比，由于表面隆起型肿瘤（侧向发育型LST）在大肠黏膜上爬行生长，因此在普通白光观察中，对颜色变化较少的病变容易漏诊，特别是**弯曲部位和皱襞内部**需要仔细观察（图1A、B）。为避免漏诊，要综合运用注气和吸气、NBI和色素内镜等方法（图1C~E）。对病变进行整体仔细观察，查看是否存在**发红**、**凹陷**、**隆起**等提示深部浸润的表现。

2. 如何判断内镜所见

普通白光下，可见病变肛侧局部发红凹陷，存在**凹陷内小结节**（图1A、B〇所示）。

NBI放大观察，▬标识的轻微凹陷内可见**表面构造不规则**（图2A、B）。虽然局部血管形态可见粗细不一、分布不均，但没有明显的**血管稀疏区域**，相当于JNET Type 2B（图2B~D）。

▬的外侧可见**扩张、蛇行的血管**（图2C〇所示），结晶紫染色观察，可见集中在凹陷内的腺管分布不均，为V_I型轻度不规则形态。凹陷内小结节怀疑存在深度浸润，但未见内腔狭窄、边缘不规则、轮廓不清等提示V_I型高度不规则表现（图2E）。

据以上分析，可诊断为黏膜内癌至黏膜下层轻度浸润癌。

本例的要点

①可通过血管形态和表面构造诊断为癌（Ⅴ型pit pattern→癌）。

②凹陷内部pit pattern为V_I型轻度不规则。

③凹陷内小结节中存在深部浸润的可能。

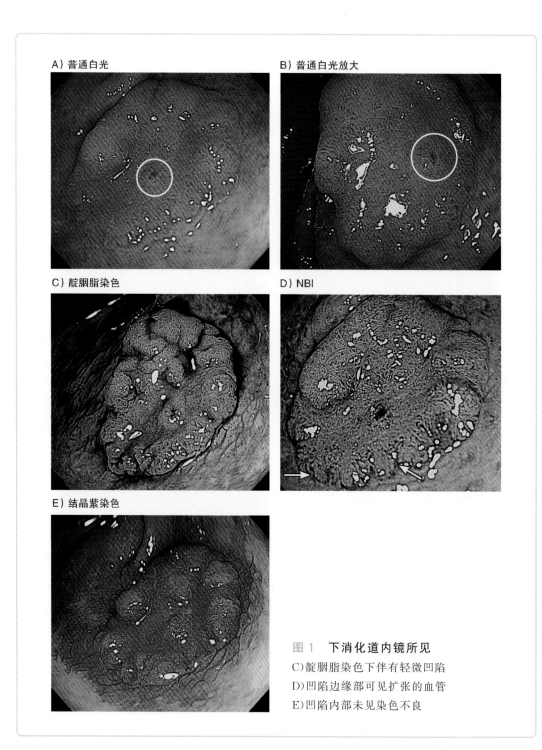

A）普通白光

B）普通白光放大

C）靛胭脂染色

D）NBI

E）结晶紫染色

图1 下消化道内镜所见

C）靛胭脂染色下伴有轻微凹陷

D）凹陷边缘部可见扩张的血管

E）凹陷内部未见染色不良

内镜诊断 早期大肠癌（黏膜内癌至黏膜下层轻度浸润癌）

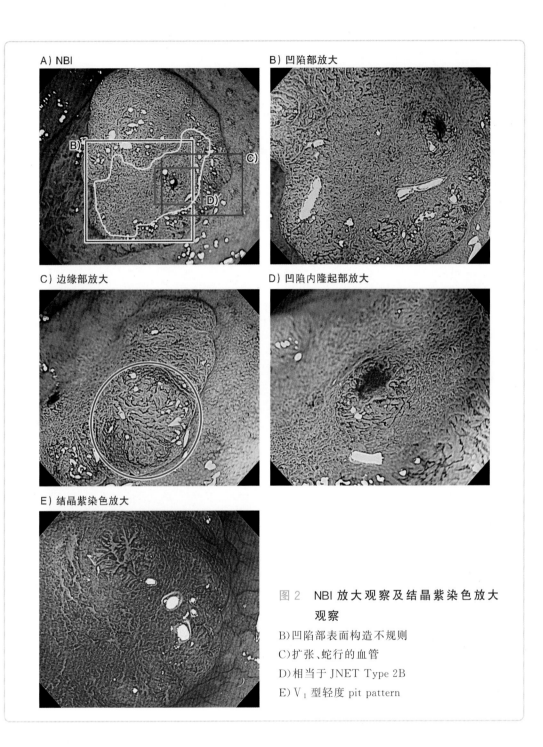

图2 NBI 放大观察及结晶紫染色放大
观察

B) 凹陷部表面构造不规则

C) 扩张、蛇行的血管

D) 相当于 JNET Type 2B

E) V₁ 型轻度 pit pattern

3. 病理诊断

沿图 3A、B ⇨所示的方向制作了病理切片。凹陷部可见腺管密度较高,且存在结构异型。该例整体为中分化管状腺癌(部分存在高分化管状腺癌的成分,图 3C、D)。在凹陷内小结节处,黏膜肌层保存良好,浸润深度为 pTis(M)(图 3E)。

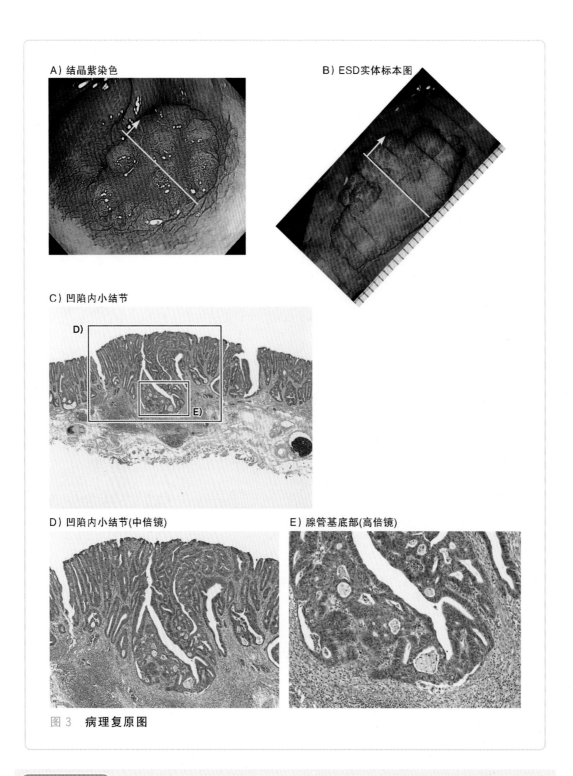

A）结晶紫染色

B）ESD实体标本图

C）凹陷内小结节

D）凹陷内小结节(中倍镜)

E）腺管基底部(高倍镜)

图3　病理复原图

最终诊断　Type 0-Ⅱa,20 mm×19 mm,tub2＞tub1,pTis(M),ly0,v0,pHM0,pVM0

三、浸润深度诊断
（二）病例
病例3　M癌（0-Ⅱa+Ⅱc）

高丸博之，斋藤　豊

病例 **3**

【患　者】　男性，50多岁。

【现病史】　大便隐血呈阳性，介绍至我院行大肠镜检查，直肠下段（Rb）见0-Ⅱa＋Ⅱc型病变（图1）。

1. 观察时的注意点

在Rb病变中，内镜插入肛门时因触碰肛管而导致出血的情况较多（图1A、B）。需要边观察肛管边缓慢插入内镜，并少量注气以确保视野清晰（图1C～E）。有时使用透明帽可便于观察。难以进行反转观察时，也可考虑使用具有放大功能的胃镜。

2. 如何判断内镜所见（图2）

虽然图2C中━所示部位仅能观察到轻微凹陷，但在NBI下也可以看到存在边界不清晰的部分。━的外侧可见相对较粗的血管，一部分呈网状形态，局部扩张、蛇行。━内侧以点状血管为主，由此推测内外两部分病理结构存在少许不同。

单独观察每一部分的血管，则发现其大小、间隔几乎相同，虽有轻度不整，但尚未达到"高度不规则"的程度。

结晶紫染色观察，与正常区域相比，凹陷部可见小圆形pit pattern（图2D），即Type Ⅲs pit pattern。

本例的要点

①虽存在凹陷，但范围较小。

②根据血管的扩张、蛇行诊断为癌。

③血管表现和pit pattern相对均匀分布，因此推测为黏膜内腺管结构保存完好的病理结构。

④根据不同的血管和pit pattern，可推测病理上腺管结构的差异。

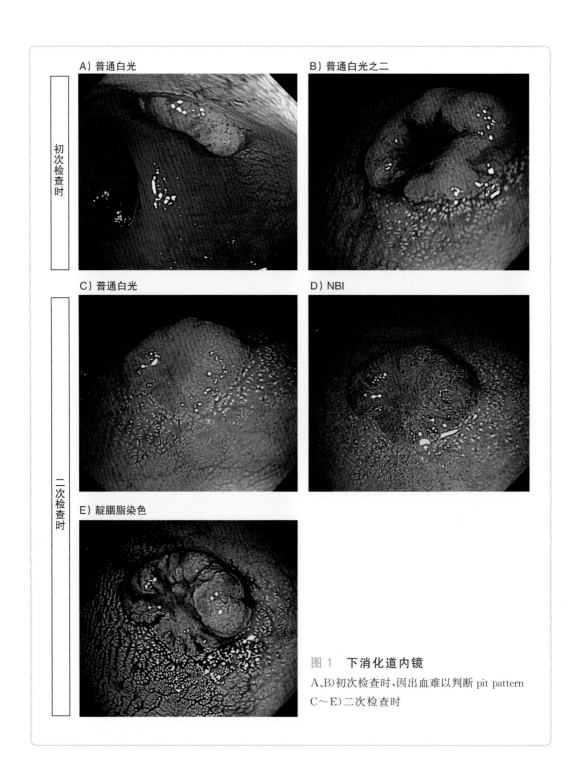

A）普通白光　　　　　　　　　　　B）普通白光之二

C）普通白光　　　　　　　　　　　D）NBI

E）靛胭脂染色

初次检查时

二次检查时

图 1　下消化道内镜

A、B）初次检查时，因出血难以判断 pit pattern

C～E）二次检查时

内镜诊断　早期大肠癌（黏膜内癌）

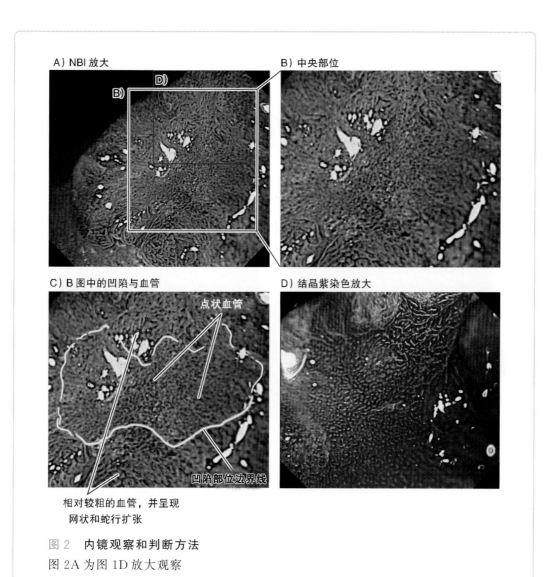

A) NBI 放大　　　　　　　　　B) 中央部位

C) B 图中的凹陷与血管　　　　　D) 结晶紫染色放大

点状血管

凹陷部位边界线

相对较粗的血管，并呈现
网状和蛇行扩张

图 2　内镜观察和判断方法

图 2A 为图 1D 放大观察

◤ 3. 病理诊断（图 3）

与周围的隆起部位相比（图 3D ➔ 所示），**凹陷处腺管与隐窝的间隔较小**（图 3E ➔ 所示），密度较大。可见结构异型，诊断结果为癌，但黏膜肌层保存完好，浸润深度为 pTis(M)。

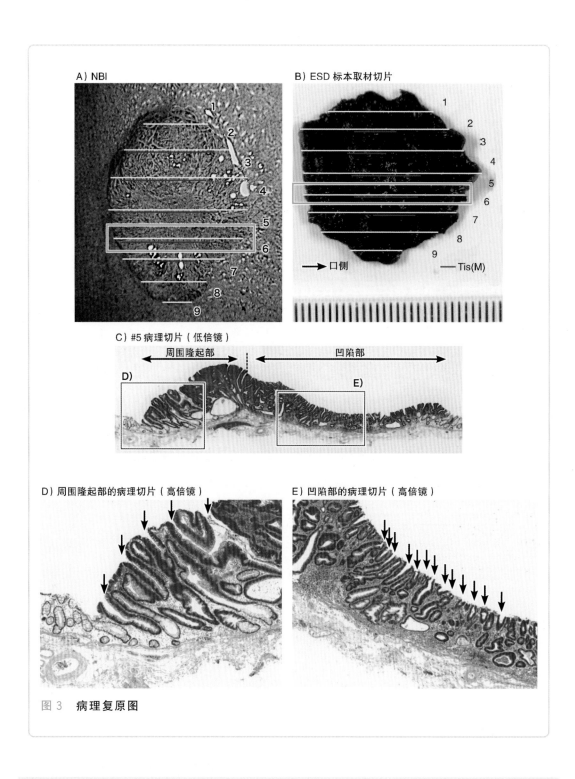

图 3 病理复原图

最终诊断 直肠下段(Rb),0-Ⅱa＋Ⅱc 型,13 mm×8 mm,tub1,pTis,ly0,v0,HM0, VM0

三、浸润深度诊断
（二）病例
病例4　SM1癌（LST-NG）

居軒和也，斎藤　豊

 病例 **4**

【患　者】　男性，60多岁。

【现病史】　因大便隐血阳性，于上一家医院行大肠镜检查，发现直肠下段（Ra/b）平坦隆起型病变，介绍至本院行内镜治疗。治疗前内镜精查发现Ra/b中存在0-Ⅱa＋Ⅱc型病变（图1）。

A）普通白光

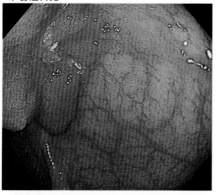

B）从病变周围开始冲洗

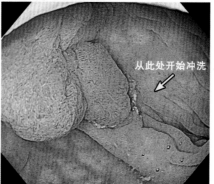

从此处开始冲洗

C）靛胭脂染色后

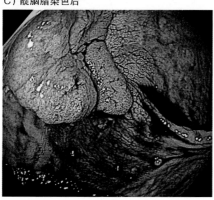

图1　普通白光观察

▶ 1. 观察时的注意点

(1)注意插入、冲洗时的出血

从之前医院的大肠镜检查得知，病变位于 Ra/b，因此在肛门插镜时要注意避免触碰到病变引发出血。内镜经过肛管时，保持少量注气同时缓慢插入。根据需要，也可考虑使用具有放大功能的胃镜。

此外，本例病变中央附着有黏液(图 1A)。为详细观察，需要除去黏液，但用水直接冲洗容易引发癌变部位出血。**应从病变的周围开始慢慢冲洗**，小心祛除黏液(图 1B)。钝头喷洒管(NT-tube)前端呈球状，可在不损伤黏膜的情况下挤压非肿瘤部位，同时对病变位置进行轻微调整，对于普通白光观察和放大观察都很有用。使用 NT-tube 喷洒少量蛋白酶溶液也可进行有效清洗。**虽然腺瘤不易出血，但癌变部位容易出血**，因此对癌变部位进行放大观察时，应谨慎操作避免出血。

(2)事先规划观察步骤

早期大肠癌的精查包括普通白光、NBI 放大、靛胭脂染色、结晶紫(CV)染色放大观察等多个内镜检查步骤。为确保观察有条不紊地进行，检查前应考虑观察步骤。不是对整个病变进行放大观察，而应确定需要重点关注的区域，以该区域为中心进行放大观察。**在确定关注区域时，把握肉眼分型及普通白光观察的表现(凹陷、发红、凹陷内隆起等)十分重要**。在熟练的情况下，这一系列流程可以在 10 分钟左右完成。

本例诊断结果，肉眼分型为 0-Ⅰs＋Ⅱc，肉眼形态为侧向发育型非颗粒型肿瘤(LST-NG-PD)，病变顶部的凹陷面同样是需要关注的区域。喷洒靛胭脂可使凹陷面更易观察(图 1C)。

有研究报告指出，LST-NG 的浸润部位多为凹陷面、非颗粒内隆起，以及多中心性的浸润[1]。也就是说，在 LST-NG 病变中，即使对 pit pattern 进行放大观察，也可能存在内镜无法在术前完全确诊的黏膜下层浸润。因此，内镜诊断为 LST-NG，判断为内镜治疗适应证时，有必要对病变进行完整切除。

(3)CV 染色后也可进行 NBI 观察

浸水状态下的放大观察，可除去病变的反光，获得清晰的图像(图 2)。在 CV 染色后的 NBI 观察中，病变部位呈现绿色，可得到像普通 NBI 图像一样清晰的血管图像，病变的表面构造更易辨认(图 3)。此外，通过 CV 染色放大观察，可以对观察到的不规则区域和血管图像进行直接对比。

观察时的要点
①小心谨慎避免出血。一旦出血，NBI 放大和 CV 染色放大观察将变得十分困难。
②事先规划检查流程，按照步骤进行观察。从普通白光观察开始，明确需要特别关注的区域，以该区域为中心进行放大观察。
③把握好病变的肉眼分型和肉眼形态对应的浸润部位特征。
④浸水状态下的放大观察和 CV 染色后的 NBI 放大观察也十分有效。

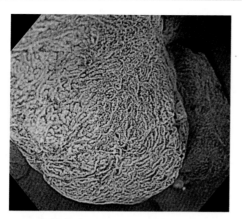

图 2 浸水状态下的 NBI 放大

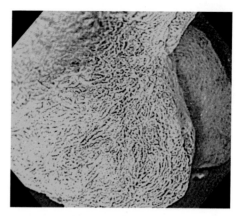

图 3 CV 染色后的 NBI 放大

A）不放大

B）放大

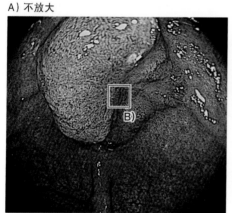

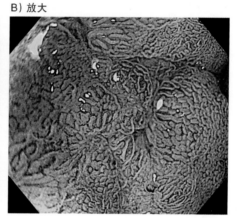

图 4 NBI 放大图像

◢ 2. 如何判断内镜所见

　　NBI 放大观察，可见粗细不一、排列不规则的血管，呈现不规则表面构造（图 4）。血管形态、表面构造均被诊断为 JNET Type 2B[2]，并进行了 CV 染色。

　　在 CV 染色中，与凹陷面一致，可见 V_I 型高度不规则的 pit pattern，因具有明显范围，考虑可能为 V_I 侵入型[3]（图 5）。但是，因观察范围狭窄，部分边界不清晰，因此也无法排除浸润深度为 T1a 的可能性，于是对该例首先采取内镜治疗。

内镜诊断 早期大肠癌/cT1b

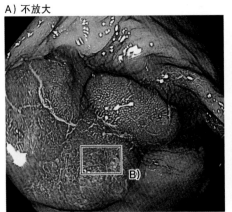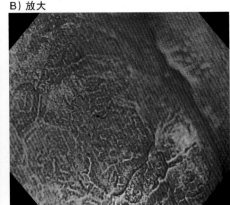

A）不放大　　　　　　　　　　　　　B）放大

图 5　CV 染色放大图像

判断内镜所见的要点

①将多个 NBI 分类加以整合形成了 JNET 分类,研究其有效性。

②判断为 JNET Type 2B,遂进行了 CV 染色。

③V_1 高度不规则并具有明显范围 pit pattern 的临床分类有利于选择内镜治疗或外科手术。

④在本例中,由于 V_1 高度不规则的 pit pattern 范围较狭窄,也未见清晰的边界,于是选择了内镜治疗。

▼ 3. 病理诊断（图 6）

与所见 V_1 高度不规则的 pit pattern 部位一致,肿瘤已浸润至黏膜下层。浸润部位观察到轻微中分化腺癌成分,可见淋巴管侵袭(图 6E ⇨ 所示)。

> **最终诊断** 0- I s＋ II c,病变整体大小为 22 mm×15 mm,黏膜下层以深部位大小为 5 mm×2 mm,tub1＞tub2,pT1a(SM 875 μm),ly1,v0,pHM0,pVM0

参考文献

[1]　Yamada M,et al:Endoscopic predictors of deep submucosal invasion in colorectal laterally spreading tumors. Endoscopy,48:456-464,2016

[2]　Sano Y,et al:Narrow-bands imaging(NBI) magnifying endoscopic classification of colorectal tumors proposed by the Japan NBI Expert Team. Dig Endosc,28,526-533,2016

[3]　Matsuda T,et al:Efficacy of the invasive/non-invasive pattern by magnifying chromoendoscopy to estimate the depth of invasion of early colorectal neoplasms. Am J Gastroenterol,103:2700-2706,2008

A）实体显微镜图

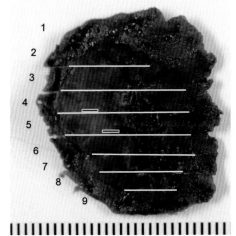

B）与 NBI 图像的对比

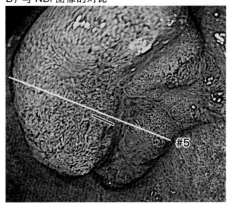

#5

C）#5 病理切片

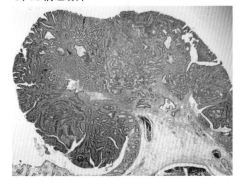

D）结蛋白染色

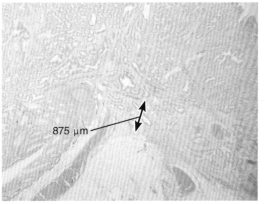

875 μm

E）D2-40 染色（可见淋巴管侵袭）

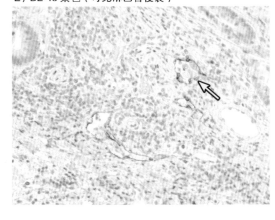

图 6　取材标本与病理图

三、浸润深度诊断

（二）病例

病例5 SM2癌（0-Ⅰs+Ⅱc）

井出大资，玉井尚人

病例 **5**

【患　者】　男性,70多岁。

【现病史】　患者因慢性肾衰竭行血液透析。大便隐血阳性,于外院行大肠镜检查,发现乙状结肠直径约7mm的Ⅰs+Ⅱc病变,介绍至我院行内镜精查及治疗。

1. 观察时的注意点

乙状结肠是没有后腹膜固定的自由肠管,因此当其处于缩短状态及形成环袢时,部分**病变表现形式也有所不同**。因此,**灵活变换检查体位**,确保内镜下处于最佳的观察视野极为重要。

此外,因其蠕动较强,正面观察困难时,也可**适当使用解痉药**。

2. 如何判断内镜所见

(1)普通白光观察

普通白光下,病变被发红黏膜包裹,呈**白色沟状凹陷**(图1A),凹陷内隆起处的表面有浓稠黏液附着。注气时**伸展不良**,怀疑为SM浸润(图1B)。

(2)NBI观察

凹陷内隆起处的表面被肉芽组织覆盖,**因此很难对血管形态和表面构造加以评估**(图2A、B)。隆起边缘的凹沟处可见血管粗细不一及蛇形(图2C○所示),该部位的表面构造不规则,考虑为JNET Type 2B(图2C)。

(3)结晶紫染色观察

边缘隆起部呈Ⅰ型pit pattern(图3A、B),难以对凹陷内隆起进行评估,但依稀可见隆起边缘的凹陷处有轮廓不清晰的pit pattern,因此可认为是Ⅴ_Ⅰ型高度不规则(图3C)。

A）远景

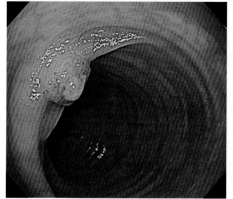

B）近景

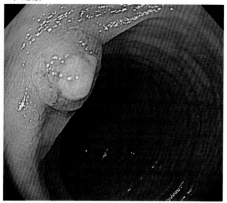

图 1 普通白光观察

A）不放大

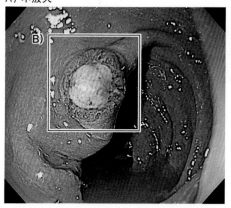

B）低倍放大

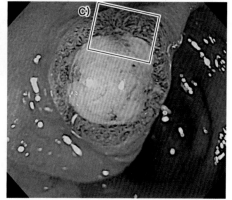

C）高倍放大

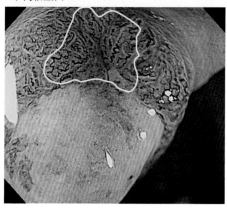

图 2 NBI 观察

C）〇中可见血管的粗细不一，并呈扭曲、蛇形。

表面构造不规则（JNET Type 2B）

A) 边缘隆起部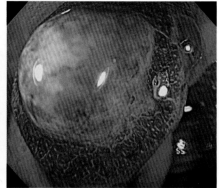

B) 边缘隆起部, 放大

C) 边缘隆起部的凹陷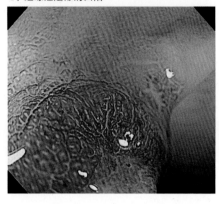

图 3　结晶紫染色观察

B) 边缘隆起部呈 I 型 pit pattern

C) 在隆起部凹陷处, 呈现 V_I 型高度不规则的 pit pattern

观察时的要点

①普通白光下可见病变周围黏膜伸展不良, 即从皱襞密集推测疑似存在黏膜下层浸润。

②由于凹陷内隆起表面被肉芽组织所覆盖, 因此 NBI 及结晶紫染色放大观察难以进行评估。

③对病变进行整体观察, 对存在少许肿瘤性 pit pattern 的隆起边缘凹陷处进行放大观察, 观察表面构造及血管形态。

（内镜诊断）早期大肠癌［cT1b（SM）癌］

▶ 3. 病理诊断

可见高分化管状腺癌成分（图 4A）, 浸润部分可见中分化管状腺癌成分（图 4B）。免疫组化染色后, 可见肿瘤中央部位黏膜肌层消失, 诊断为 SM 浸润（图 4C）。从表面测量浸润深度为 3200 μm。实体显微镜图像与内镜图像对比如图 5 所示。

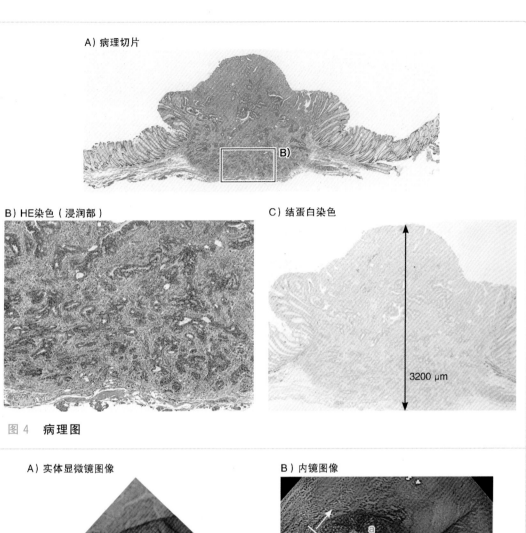

A）病理切片

B）HE染色（浸润部）

C）结蛋白染色

3200 μm

图 4　病理图

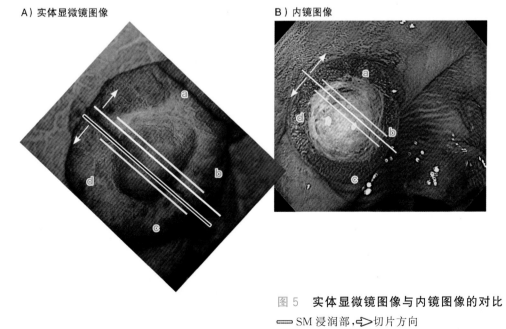

A）实体显微镜图像

B）内镜图像

图 5　实体显微镜图像与内镜图像的对比

⟹ SM 浸润部，⇨ 切片方向

最终诊断 早期结肠癌,5 mm×5 mm 0-Ⅰs+Ⅱc lesion,tub1＞tub2,pT1b(SM,3200 μm),ly1,v0,budding；grade 2

三、浸润深度诊断

（二）病例

病例6　SM2癌（LST-NG）

蓑田洋介，松田尚久，斋藤　丰

【患　者】　男性，50多岁。

【现病史】　体检大便隐血呈阳性，于上一家医院行大肠镜检查发现降结肠病变，介绍至我院行内镜精查和治疗。

1. 观察时的注意点

在侧向发育型非颗粒型（LST-NG）病变中，对部分病例的浸润深度诊断需要慎重对待，如伴有**假凹陷**的 LST 非颗粒型（LST-NG-PD）和非颗粒内隆起病变等。如本例表现，白光下病变中央见**发红的明显结节样隆起**，高度怀疑 SM 下浸润。

为准确判断浸润深度，在**色素内镜观察**后进行 NBI 放大观察，以及**结晶紫染色放大观察**至关重要。

观察时的要点

①普通白光下，要评估病变的大小、肉眼型、周围黏膜皱襞有无密集、注气和吸气时的伸展变化。对于 LST-NG 病变，确认有无凹陷和非颗粒内隆起尤为重要。

②在靛胭脂染色及 NBI 观察下，病变边缘形态及表面构造较为清晰。存在凹陷和隆起表现时，通过 NBI 放大重点观察该部位的表面构造。

③在 NBI 放大观察无法准确判断浸润深度时，追加结晶紫染色放大观察，确认并评估是否存在具有明显范围的 V_I 型高度不规则 pit pattern 或 V_N 型 pit pattern。

2. 如何判断内镜所见

（1）普通白光观察

降结肠见直径约 40 mm 的平坦隆起型病变，中央部直径约 15 mm 隆起发红明显。确定肉眼型为 0-Is＋IIa（LST-NG）（图 1）。

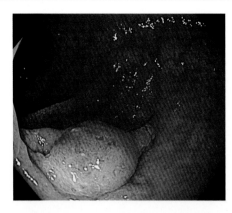

图 1　普通白光观察

A）整体图像

B）平坦隆起部和红色隆起部

C）口侧和发红隆起部

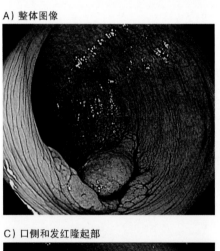

图 2　靛胭脂染色观察

（2）靛胭脂染色观察

通过喷洒靛胭脂，病变边界更加清晰（图 2）。

（3）NBI 放大观察

隆起部整体可见扩张、蛇行的高度不规则血管（图 3）。判断为佐野 Type 3A，JNET Type
2B。

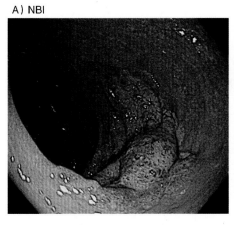

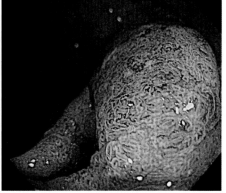

A）NBI

B）NBI放大

图 3　NBI 观察

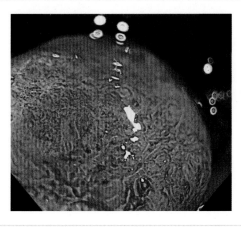

图 4　结晶紫染色放大观察

(4)结晶紫染色放大观察

可见与隆起部位一致、**边缘不规则、伴有腔内隆起的高度不规则 pit pattern**(图 4)。判断为 V_1 型高度不规则 pit pattern，诊断为 SM 重度浸润癌。

> (内镜诊断)　早期大肠癌(SM 重度浸润癌)，肉眼型 0-Ⅰs＋Ⅱa(LST-NG)

▼ 3. 病理诊断(手术标本)

病变边缘见低度异型的高分化腺癌，中央隆起处可见高度异型的高分化腺癌成分向黏膜下层浸润(图 5)。

A）HE染色（低倍镜）

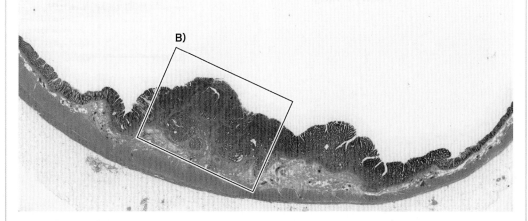

B）HE染色（中倍镜）

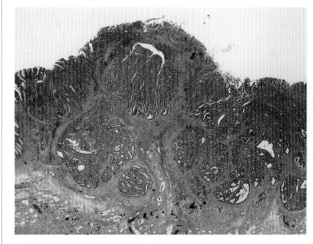

图 5　病理图（手术标本）

最终诊断　0-Ⅰs＋Ⅱa(LST-NG)，24 mm×20 mm，tub1，T1b(SM,6000 μm)，ly0，v0，pN0

三、浸润深度诊断
（二）病例
病例7　SM2癌（LST-G）

井出大資，玉井尚人

病例 7

【**患　者**】　女性，40多岁。

【**现病史**】　体检大便隐血呈阳性，于上一家医院行大肠镜检查，发现直肠下段直径约 30 mm 的 LST-G 病变，介绍至我院行精查及治疗。

▌ 1. 观察时的注意点

观察**直肠下段病变**时，内镜触碰容易引起出血。对部分病变，需要进行反转内镜观察，**如果操作不当会导致出血**，从而影响观察效果，因此需要特别注意。

在这种情况下，一般先通过肛门指诊判断病变距离肛缘的大体位置，再缓慢地插入内镜。然后，**通过俯角详细观察后，再慎重尝试反转操作**。

▌ 2. 如何判断内镜所见

(1)普通白光观察

普通白光观察，见表面结节样隆起的侧向发育型肿瘤（LST）病变，未见伸展不良表现（图1A）。病变内可见**分叶构造消失的发红凹陷**，怀疑该部位存在 SM 浸润（图 1B ⇨所示）。

(2)NBI 观察

NBI 放大观察，与边缘相比，凹陷处**表面构造不规则**（图 2A、B）。血管形态粗细不一，分布不均。认为是 JNET Type 2B（图 2C）。

(3)色素染色观察

靛胭脂染色观察，病变的边界及凹陷面变得更为清晰（图 3A）。结晶紫染色放大观察，**大部分结节样隆起呈现Ⅲ**ₗ**、Ⅳ型 pit pattern**（图 3B）。虽然凹陷内的 pit pattern 不规则、不整齐，但大部区域没有 pit pattern 的模糊和缺失等表现，可以认为是 **V**ₗ型轻度不规则。凹陷内局部可见轮廓不清晰的 pit pattern，但缺乏明显范围（图 3B，图 3C ⊙所示）。

A) 远景

B) 近景

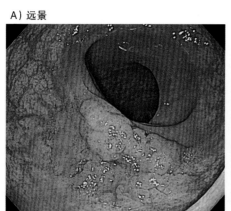

图 1　普通白光观察

A) NBI

B) 低倍放大

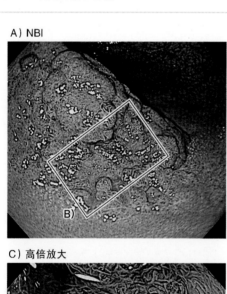
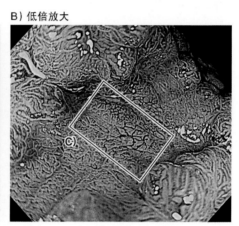

C) 高倍放大

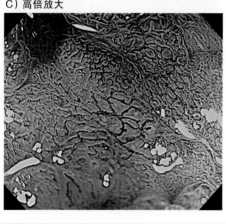

图 2　NBI 观察

C)凹陷内的血管形态粗细不一,分布不均,表面构造不规则(JNET Type 2B)

A）喷洒靛胭脂

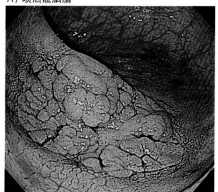

B）结晶紫染色

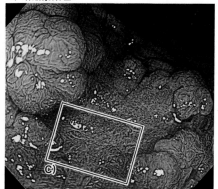

C）结晶紫染色放大

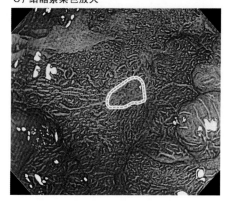

图3　色素染色观察

C)虽然凹陷内的 pit pattern 不规则、不整齐,但是未见模糊和缺失表现,可以认为是 V_I 型轻度不规则。在 ⬡ 内可见轮廓不清晰的 pit pattern,缺乏明显范围

本例的要点

①普通白光观察,病变表面可见局部的深凹陷,怀疑该部位存在 SM 浸润,进一步行放大观察。

②对凹陷面进行放大观察时,综合 NBI 观察下的血管形态和表面构造,以及结晶紫染色下的 pit pattern 表现,进行浸润深度诊断。

③另外,在凹陷以外的区域,表面腺管结构保持良好。在观察的同时预测病理结构,判断浸润部位和深度,决定治疗方案。

最终诊断　早期大肠癌[cT1a(SM)癌]

3. 病理诊断

　　病变边缘可见类似腺瘤的高分化腺癌,凹陷部分存在结构异型明显的中分化腺癌(图4A)。凹陷部中央黏膜肌层完整,病变的最前端部分被淋巴滤泡覆盖。黏膜肌层到最前端的距离为 1250 μm(图 4B)。实体显微镜图像与内镜图像的对比如图5所示。

A）病理切片

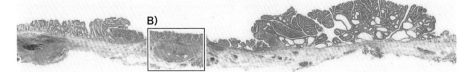

B）HE染色

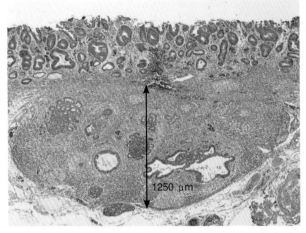

1250 μm

图 4　病理图

A）实体显微镜图像　　　　B）内镜图像

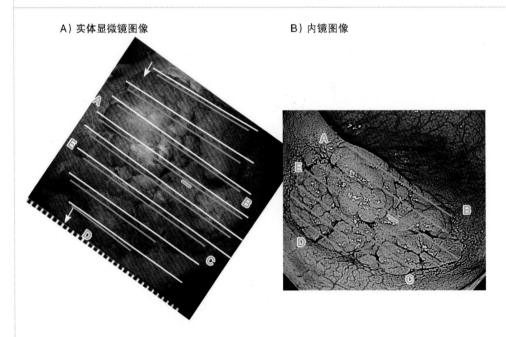

图 5　实体显微镜图像与内镜图像的对比
——黏膜内癌，——黏膜下癌，⇨切片方向

本例的要点

该例黏膜内病变保持完好,通过放大观察难以确定是 T1b(SM)癌。因此,参考普通白光观察的肉眼型,综合进行浸润深度诊断非常重要。

最终诊断 含有管状腺瘤的中-高分化腺癌,pT1b(SM,1250 μm),ly0,v0,budding;grade 1

三、浸润深度诊断

（二）病例

病例8　TSA

小林俊介，坂本　琢，中島　健

病例**8**

【患　者】　男性，30多岁。

【现病史】　大便隐血呈阳性，介绍至我院就诊。无特殊既往病史。行大肠镜检查发现盲肠直径约40 mm的隆起型病变（图1）。

A）冠部

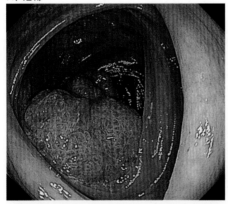

B）粗蒂部

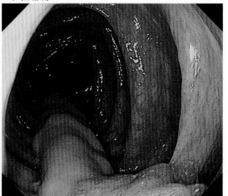

C）蒂的基底部

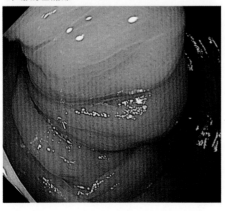

图 1　普通白光观察

1. 观察时的注意点

类似本例的巨大病变,通常难以进行整体观察。为了准确记录病变信息,需要进行不同角度多张拍摄。另外,由于表面黏膜附着粪便和黏液,往往观察起来十分困难,应**充分清洗,必要时使用蛋白酶溶液**,清洗黏液等附着物后再进行观察。

2. 如何判断内镜所见

(1)普通白光观察

肝曲可见占 1/2 腔的隆起肿物。病变呈**分叶状及异型的表面构造**,诊断为肿瘤性病变(图 1A)。病变呈粗蒂生长,诊断为 0-Ⅰp 病变(图 1B)。蒂部较长呈棍棒状,未见明显的**浸润息肉蒂**(stalk invasion)表现。蒂的基底部发生于盲肠,难以观察阑尾孔(图 1C)。

> **memo** 根据日本既往病例统计结果,有蒂性病变的肿瘤浸润到蒂部时(stalk invasion),淋巴结转移风险较高。局限于冠部,而无脉管浸润时,其转移风险较低[1,2]。

(2)NBI 放大观察

在本病变中,隆起病变的表面构造比血管形态更容易辨识。从表面构造推测,病理形态为绒毛状或乳头状增生。血管分布较规则,沿表面构造内分布(图 2 〇所示)。判断为佐野分型 TypeⅡ,JNET Type 2A(图 2)。

(3)色素放大观察

由于黏液较多,只能进行局部观察(图 3)。靛胭脂染色见 Ⅲ$_L$ 型 pit pattern(图 3B 〇所示),诊断为腺瘤。

结晶紫染色观察,在腺管开口的边缘可见被称为**蕨叶状**的细小"锯齿状"表现,判断为 Ⅲ$_H$ 型的 pit pattern(图 4)。

(4)腹部 CT 影像

肝曲部见直径约 40 mm 占位病变(图 5A),粗蒂生长,**根部位于盲肠**(图 5B)。根据 CT 矢状断面 MPR 显示,考虑病变累及阑尾区域(图 5C)。

内镜下观察,病变无明显深部浸润表现,判断其适合镜下治疗。予病变基底部尼龙绳结扎后行黏膜切除(EMR)。受操作视野所限,分为两段切除(图 6)。

（内镜诊断）传统锯齿状腺瘤(TSA)

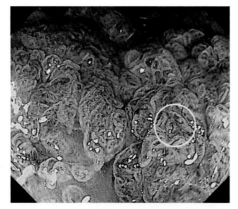

图2 NBI 放大观察

A）靛胭脂染色

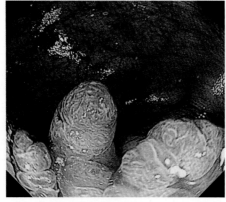

B）靛胭脂染色，放大观察

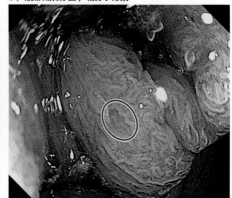

图3 靛胭脂染色观察

A）染色图像

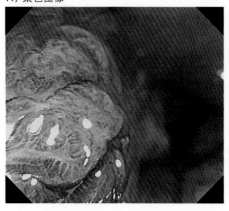

B）染色放大图像

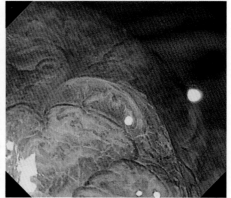

图4 结晶紫染色

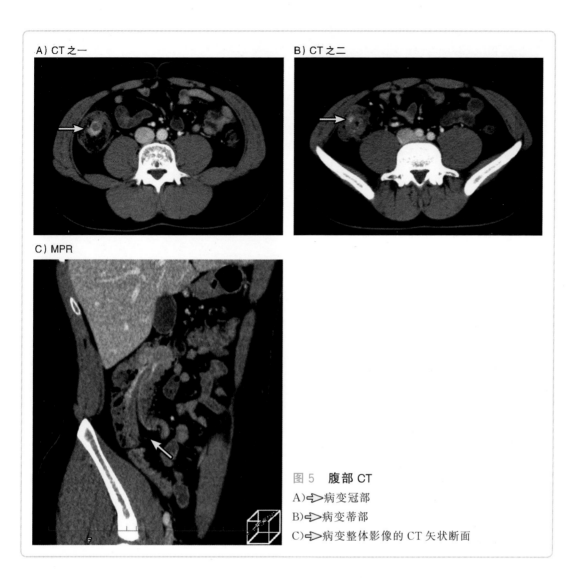

A) CT之一

B) CT之二

C) MPR

图5　腹部 CT
A)⇨病变冠部
B)⇨病变蒂部
C)⇨病变整体影像的 CT 矢状断面

观察时的要点

①因病变巨大,难以进行整体观察,需要进行不同角度的多张拍摄。

②在结晶紫染色放大观察下,可见Ⅲ_H 型 pit pattern,考虑为锯齿状病变。

③病变起源于盲肠,通过 CT 检查怀疑可能累及阑尾区域。

3. 病理诊断

可见明显的锯齿状增生的肿瘤(图 7A)。高倍镜下观察,可见裂缝状的锯齿状变化。肿瘤细胞核呈轻度异型,排列在基底侧(图 7B)。

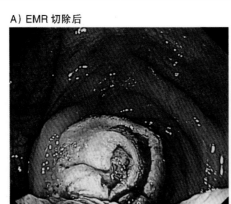
A）EMR 切除后

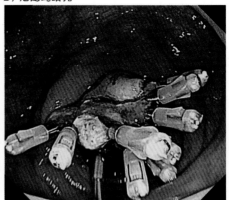
B）尼龙绳结扎

图 6　实施 EMR

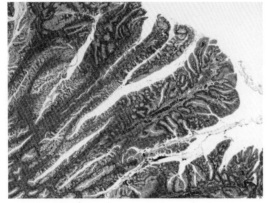
A）低倍镜

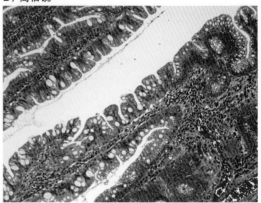
B）高倍镜

图 7　病理图

最终诊断　传统锯齿状腺瘤（TSA）

参考文献

[1]　Matsuda T, et al：Risk of lymph node metastasis in patients with pedunculated type early invasive color-
ectal cancer：a retrospective multicenter study. Cancer Sci,102：1693-1697,2011

[2]　「大肠癌取扱い规约 第 8 版」（大肠癌研究会/ 编），金原出版，2013

四、这一步千万不能省略！外科手术前的精查方法

关口正宇

> ## 要 点
>
> ①对病变进行描述时,要使用通用的标准诊断术语。使用图像增强内镜和放大内镜观察,再次确认病变是否适合外科手术治疗。
>
> ②主动与外科医师交流配合,通过内镜检查评估和提供外科手术所需的相关信息。
>
> ③对大肠病变进行术前点墨标记时,应在病变同一层面的腹壁侧进行,避免距离过远或范围过大。
>
> ④对低位直肠癌的术前评估,要精确病变到肛直线的准确距离,有助于外科选择手术方式。

▌序言

在大肠癌诊疗中,内镜医师应积极运用大肠镜技术,使其发挥应有的作用。

为了确定合适的治疗方案,需要精准的内镜诊断,对符合内镜适应证的病变进行安全有效的治疗。除此之外,对于需要进行外科手术的大肠癌病变,要协助外科医师制定手术方案,完成内镜下对病变的术前评估及相关处置。

本文根据日本国立癌研中央医院的术前检查方法和经验,对大肠癌患者术前肠镜检查的要点、注意点加以说明。

▌1. 大肠癌原发病灶的评估

首先,我们想着重强调一下,即便是术前肠镜检查时,仍有必要**再次怀疑大肠病变是否确实适合外科治疗**。既往病例中,初步评估病变很大且属于进展期,但进行了图像增强和放大内镜精查后,最终判定属于内镜下治疗适应证。对有既往大肠镜检查史且已确诊为大肠癌的患者,仍然有必要在术前检查时,再次对病变进行详细的观察和评估。

其次,已确认病变适合实施外科手术时,应详细提供**肿瘤直径、(病灶)占据环腔比例、有无狭窄及其程度、部位、肉眼分型**等相关信息。关于进展期癌的详细浸润深度诊断,仅通过内镜难以准确评估,应参照 CT 等其他检查的结果。在本院,进行术前大肠镜检查后,**当日还要做 CT 结肠成像检查(CTC)**,以进一步获取有关浸润深度及病变部位等信息。

▌2. 大肠手术前标记(点墨、钛夹)

随着腹腔镜手术的普及,外科医师很多时候需要通过腹腔镜能够观察到病变部位,对病变进行定位。本院对进展明显、直径较大的全周性病变,除以下三种情况外,全部进行术前**点墨**

标记：一是确信可以从浆膜表面观察来判定肿瘤的；二是位于盲肠的病变；三是位于直肠下段，且可以通过肛门指诊触及的病变。

（1）点墨标记

点墨的方法及注意事项如下。

①首先确定点墨的位置。原则上，**在病变同一层面的腹壁侧，进行 1～2 处点墨**。对环腔占位比例较大，难以在同一层面上点墨标记的病变，会在病变的肛侧、腹壁侧同时进行点墨。此时，要注意点墨位置不要离病变过远。外科医师会将点墨处连同病变一起切除。尤其是直肠病变，如果点墨距离病变过远，会切除过多组织而损伤肛门括约肌，导致患者的生活质量（QOL）下降。

②通过大肠镜的活检孔道，使用黏膜注射针先将**生理盐水**注入点墨位置的**黏膜下层**。

③形成黏膜下局部隆起后，更换为 0.1～0.2 ml 的墨汁注射，随后仍用生理盐水推注。需要注意的是：如果注射针尖始终扎在隆起处，点墨就会超出正常标记范围，因此要**先将注射针拔出**并排空针鞘内的生理盐水后，再次扎入局部隆起处注入墨汁。

④最后，拍摄和观察病变和点墨位置的图像，结束点墨标记（图 1）。

 顺便提一下，在对早期大肠癌变进行内镜治疗，又不能排除存在 SM 深部浸润的可能时，建议对治疗后的创面底部进行点墨标记。这是因为在对内镜非治愈性切除的病变处进行大肠镜复查时，寻找治疗瘢痕通常比较困难。

（2）钛夹定位

最后，对钛夹定位的方法加以说明。在本院，为了在内镜检查后的 CTC 检查中更好识别病变部位而进行钛夹定位。但是，对符合外科手术指征的肠道内病变，原则上通过 CTC 检查就能扫描出其原发灶，也可不进行钛夹定位。

另外，对**内镜非治愈性切除后需追加外科手术的病例**，仅靠切除后的黏膜瘢痕难以在 CTC 下定位，需要**在瘢痕两侧进行钛夹标记**。

3. 低位直肠癌的精查注意事项

低位直肠癌因病变位置不同，手术方式也有所变化，因此要求内镜医师在大肠镜下对病变部位做出准确判断，再将具体信息告知外科医师。

那么具体应从哪些方面来评估病变部位？要解答这个问题，首先需要了解下列相关术式和解剖结构。

（1）低位前切除术（LAR）的意义

能否实施保留肛门括约肌功能的**低位前切除术**（LAR），是低位直肠癌手术治疗中的一项重要评估项目。能否保留肛门括约肌功能，与患者的排便功能、肿瘤患者生活质量（QOL）直接相关。

A）普通白光

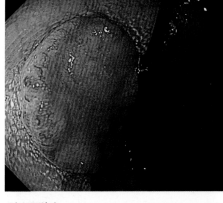

B）靛胭脂染色不放大

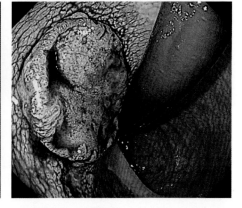

C）NBI放大

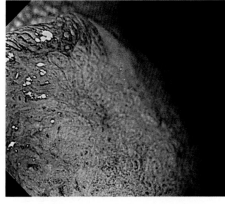

D）普通白光（点墨后）

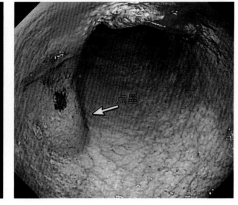

点墨

图 1　直肠癌病变的观察与点墨

A～C）直肠 Ra 处病变。由于正镜下难以观察，采用了反转内镜的方式。诊断病变为直径
约 25 mm、0-Ⅱa+Ⅱc 型、浸润深度为 T1b

D）判断为外科手术适应证，在病变同一层面的腹壁侧进行点墨标记（⇨所示）。对直肠 Ra
处的病变，点墨时需要特别注意，不要使墨汁过度扩散

（2）LAR 的实施条件

实施 LAR 与病变位置相关条件是什么？在进行低位直肠癌（cStage 0～Ⅲ）的外科手术时，推荐从距离病变肛侧 2 cm 以上进行切除。因此，**在距肛门括约肌上缘 2 cm 以上的口侧是否存在病变**，是 LAR 能否实施的必要条件。

（3）肛门括约肌上缘的标志

进行内镜观察时，如何判断肛门括约肌上缘的位置？从齿状线向上靠近口侧有一条**肛直线（又称肛白线）**（图 2），可以此作为肛门括约肌上缘的标志。需要评估病变距离肛直线之间是否达到 2 cm 以上。

第3章

大肠

四、这一步千万不能省略！外科手术前的精查方法

A）普通白光　　　　　　　　　　　　　　B）靛胭脂染色

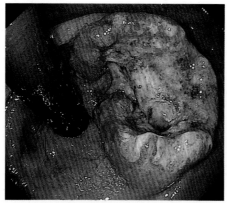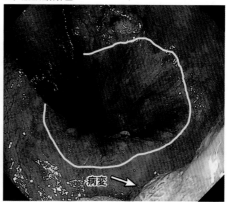

图 2　低位直肠癌与肛直线（反转观察）
A）直肠 Rb 处的 2 型进展期直肠癌
B）充分注气，通过靠近病变肛侧观察，来评估病变与肛直线（齿状线，━━所示）的位置关系

A）普通白光　　　　　　　　　　　　　　B）普通白光（病变附近）

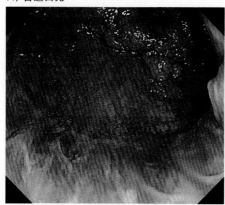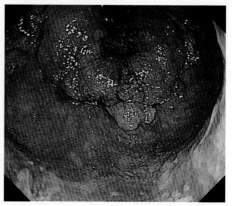

图 3　正镜下观察低位直肠癌
直肠 Rb 的进展期直肠癌。该例以 2 型进展期癌为主体，肛侧存在连续的隆起/平坦隆起型成分。
通过一边充分注气，一边缓慢插入内镜，在正镜下观察到病变与肛门的位置关系

　　然而，有时在内镜下确定肛直线也存在一定难度，这时最好在充分拍摄内镜图片的基础上，评估并描述病变与齿状线或肛门口的距离。用来显示病变与肛门之间位置关系的内镜图片，除**反转图片**外，还应包括**充分注气下正镜拍摄**的图片。这些图片对外科医师而言，都是很有帮助的（图 3）。

4. 大肠癌精查同时发现的大肠息肉的处理方法

进行术前精查时,有时病变以外还能检查出大肠息肉。应该如何处理这样的情况呢? 对有可能是癌的病变,或较大的肿瘤性息肉等,最好予以切除。而**对于较小的良性息肉,也可以在术后复查内镜时进行处理**。

另外,大肠癌**手术切除范围内的息肉,无须进行内镜切除**。若考虑大肠癌手术中的切除长度,此类息肉的位置标准为:结肠癌中分别在病变口侧/肛侧 10 cm 范围内;直肠 RS/Ra 癌中在 3 cm 范围内,直肠 Rb 癌在 2 cm 范围内[1]。此外,如果息肉正好位于吻合口处,为了避免在手术时将息肉纳入吻合口,需在术前精查时予以内镜下切除。这时不能使用钛夹对创面夹闭,否则使用自动缝合器会纳入钛夹,造成缝合不全,引发危险。

5. 大肠癌病变造成狭窄时评估口侧肠道的方法

大肠癌病变造成肠道狭窄时,首先要对狭窄程度进行评估。评估狭窄程度时,**内镜能否通过也是有价值的信息之一**。如果内镜能够通过,则继续对整个大肠进行观察,判断除主病变以外是否存在需要治疗的其他病变。

当内镜无法通过时,需要采用 CT 结肠成像等检查手段,对病变口侧的肠道状况进行评估。不过,最近也出现了 PCF-PQ260L(直径 9.2 mm,奥林巴斯公司)型号的口径细、镜身柔软的结肠镜。在本院,当 CF-H260AZI(直径 13.6 mm,奥林巴斯公司)或 PCF-Q260AZI(直径 11.7 mm,奥林巴斯公司)等型号的内镜难以通过时,即更换 PCF-PQ260L 型号的内镜,容易通过狭窄部位,对病变口侧肠道进行评估诊断。

结束语

以上是基于本院的经验,就术前精查所做的总结。当然,不同的医疗机构、不同的外科医师,对术前内镜的要求可能会与本文有所不同。请务必在不同的医疗机构之间,与外科医师密切合作,力求达到最佳的术前内镜检查效果。

参考文献

[1] 「大肠癌治疗ガイドライン 医师用 2014 年版」(大肠癌研究会/ 编),金原出版,2014

五、检查报告的写法

坂本　琢

要　点

①书写检查报告时刻要考虑到,让撰写者以外的医师阅读时能很好地理解报告内容。

②在大肠镜检查报告中,还要记录到达盲肠的时间、事先处理情况,以及患者的痛苦程度等背景信息。

③记录和描述病变时,使用标准的规范术语。

前言

检查报告必须正确记录受检人肠道状况,并且任何人阅读报告都能达到相同的理解效果。即使报告中没有图像,通过阅读描述也要能够想象出病变的状况。因此,描述观察结果的用词必须准确。关于用语,在"胃和肠"用语集中有详细记载,可以作为参考[1]。本章不再赘言,主要介绍大肠镜检查报告中必须记录的内容。

1. 患者信息

首先要明确这是"谁的"检查报告。报告内容必须包括**姓名、年龄、性别、机构 ID**。必须牢记,如果这些项目的记录或录入出现错误,可能会导致重大医疗事故。最近许多医疗机构开始采用电子归档系统,使临床研究更加高效,一旦错误记录患者信息,数据的收集结果就可能彻底失效。

2. 检查信息

在本院进行大肠镜检查时,"**到达盲肠时间**""**患者痛苦程度(3 级)**""**所用药剂**"和"**内镜型号**"为必须记录的内容。

例如,对于插入困难的患者,在进行治疗后复查时,如果有上一次检查的信息,就可以采取"预先准备好容易插入的内镜""使用气囊内镜",或者"采用胶囊内镜或 CT 结肠成像检查代替大肠镜"等方法。而且也可了解镇静、镇痛药的使用情况,便于选择合适的药剂。最重要的是,利用这些信息能够尽可能消除患者检查时的痛苦,不再使大肠镜检查成为"再也不想做了"的检查项目。

"肠道清洁度"作为大肠内镜检查的质控指标之一,也必须记录在检查报告中。肠道清洁度的指标有 Aronchick 量表(Aronchick scale)、渥太华量表(Ottawa scale)、波士顿肠道准备量表(Boston bowel preparation scale),请参照相关的原文[2]。

◢ 3. 病变信息

如发现病变,要记录**病变部位**、**大小**、**形状**(**肿瘤性病变则为肉眼型**)、**颜色**等基本信息。

(1)部位

大肠分为结肠(盲肠、升结肠、横结肠、降结肠、乙状结肠)和直肠(直肠乙状部、直肠上段、直肠下段)。此外,阑尾和肛管应与大肠区分对待。

通过辨认观察回盲瓣和阑尾开口处,可以准确理解**盲肠和升结肠**。**横结肠**为肝曲到脾曲的部位,被肠系膜包覆,具有游走性。脾曲可以通过肠溶液积存或相邻脏器(脾脏)略微透见,也可通过心跳强烈等现象加以辨认,脾曲向肛侧的直线部分即为**降结肠**。进入**乙状结肠时**,缩短插入内镜后可见皱襞间距很近,几乎重叠。另外,由于乙状结肠与横结肠一样具有游走性,根据注气量不同,观察条件会发生很大变化。**直乙交界或直肠**的辨认较为简单。由直肠横襞(Houston 瓣)将直肠分为直肠上段、直肠下段两部分。

(2)大小

为了准确掌握病变直径,最好使用器械(圈套器或活检钳等)进行参照对比。熟练之后,即使没有参照物也能够大概目测出病变大小。训练时可以 10 mm 为标准进行辨认。

(3)肉眼型

关于**肿瘤性病变**,在大肠癌的处理规范中有详细表述[3]。其中,对需要特别注意的部分总结如下。

- 隆起型(Ⅰ)分为有蒂型(Ⅰp)、亚蒂型(Ⅰsp)、无蒂型(Ⅰs)。虽然有避免将有蒂型病变与假蒂相混淆的说明,但其划分标准并不明确。此外,在早期癌根治性判断中,对有蒂型病变的评估标准与其他病变是不同的。由于其肉眼型判定需要借助内镜,因此,内镜医师对病变是否为Ⅰp的判断也将成为病理诊断非常重要的信息。
- 表面隆起型(Ⅱa)记录为表面平坦的扁平隆起病变。但有时难以确定病变为无蒂型还是表面隆起型。在巴黎分型图示指南中,与闭合的活检钳相比较,病变明显高出活检钳的为 0-Ⅰs(sessile),低于活检钳的为 0-Ⅱa(elevated),可作为客观指标参考[4]。
- 记录混合型时,先记录面积大的病变,再用"+"连接。也就是说,侧向发育型(LST)中颗粒型的混合性结节,根据隆起的面积大小,可记录为"0-Ⅰs+Ⅱa"或"0-Ⅱa+Ⅰs"。
- 肉眼型分类不因病理组织学结果而改变。即当肉眼型为 0 型时,病变为 pT2 及浸润更深的癌也无影响。

在**炎性肠病中**,病变的形态表现和分布等信息,对于疾病的鉴别也有帮助。表1、表2大致总结了"胃肠用语集"中列举的炎症性疾病相关信息[1]。描述时通常使用相同的关键词,使用这些规范术语记录,可以根据内镜下表现来鉴别病变。

表 1　非肿瘤性病变的内镜所见之 1

	好发部位	所见	补充
肠道白塞病/单纯溃疡	回盲部	边界清晰,有环堤征,呈类圆形至不规则形的较大穿凿样溃疡	肠道黏膜附着对侧的小肠、大肠上也有穿凿样小溃疡
缺血性肠炎	降结肠、乙状结肠	急性期:纵向的白苔(纵向溃疡)、周围发红 慢性期:正常~纵向溃疡瘢痕(一过性)、肠腔变窄、纵向溃疡瘢痕(狭窄性)	阶段性病变
溃疡性结肠炎	—	轻度:血管透见消失,黏膜呈细颗粒状,发红,有黄色小点 中度:黏膜粗糙,糜烂,小溃疡,易出血(接触性出血),附着有黏血脓性分泌物等 重度:广泛溃疡,显著的自发性出血	从直肠开始呈连续性/弥漫性 [类似弯曲杆菌、沙门菌(非连续性)]
克罗恩病	—	呈纵向分布的口疮样溃疡或不规则溃疡,纵向溃疡,外观呈铺路石状	纵向分布(类似于耶尔森菌病)
NSAID 相关性肠病	溃疡型:回盲部	溃疡型:多发于回盲部附近,具有明显边界的溃疡	基本上为非特异性病变 需要确认患者用药史及手术史,此外还要与其他炎性疾病加以鉴别
特发性肠系膜静脉硬化性肠炎(图 1)	右半结肠症状显著	颜色变化为暗蓝色至红色或褐色等 伴有水肿或狭窄,糜烂及溃疡,血管透见消失等	X 线检查呈钙化表现
阿米巴肠炎(图 2)	直肠、盲肠	伴有烧瓶状糜烂溃疡/自发性出血/周围存在伴有红晕的多发性糜烂溃疡 伴有假膜的溃疡或巨大溃疡	活检带有白苔
显微镜下结肠炎(microscopic colitis)(图 3)	—	正常至发红,水肿,毛细血管增生,黏膜呈颗粒状改变等轻微表现 纵向溃疡(黏膜撕裂,线性黏膜缺损,猫抓样划痕)	形态呈细长的黏膜裂开状 边界清晰、无溃疡边缘水肿或发红的开放性溃疡

(4)颜色

记录肿瘤性病变时,除了记录病变种类、浸润深度范围的诊断内容,还必须记录病变颜色。大多记录为**发红、白色或发白**。

前两者只需按照观察到的实际颜色记录即可,但发白这一概念很难说明清楚。由于发白意为颜色消褪,所以最接近的感觉就是,病变与周围的非肿瘤性黏膜(正常黏膜)相比,颜色"较浅"。此外,若考虑大肠肿瘤在病理学上的异质性,一个病变可以呈现多种颜色。

(5)其他

在对肿瘤性病变进行定性和定量诊断时,需要考虑若干分项,现将其列举如下。

表 2　非肿瘤性病变的内镜所见之 2

	好发部位	所见	补充
衣原体直肠炎	直肠下段	鱼卵状黏膜(均匀的白色半球状小隆起型病变集合)	
巨细胞病毒性肠炎	—	地图状或穿凿样溃疡 发红、纵向溃疡、口疮状糜烂等	病理学上确认了核内包涵体和巨细胞
假膜性肠炎	乙状结肠、直肠	多发性黄白色半球形隆起	非假膜性无特殊表现,内镜诊断较为困难
移植物抗宿主性肠炎(GVHD引发的肠炎)	末端回肠、深结肠	血管透见降低、发红、水肿、糜烂、溃疡、出血、橘皮纹	病理组织学上为伴有淋巴细胞浸润的上皮细胞凋亡
宿便性溃疡	直肠、乙状结肠	单发或多发性类圆形至不规则溃疡	一般不发生于齿状线附近好发于长期卧床的老年人
急性出血性直肠溃疡	紧邻齿状线或附近,直肠下段	不规则、地图状、环状或全周性 多发或单发性	好发于长期卧床的老年人
放射性肠炎(图 4)	放射线照射部位	新生毛细血管扩张、易出血性、带有灰色黏着性痂皮状白苔的溃疡	—
食物中毒	—	• 弯曲杆菌、沙门菌、痢疾杆菌等(组织侵犯型):水肿、黏膜内出血、糜烂等 • 耶尔森菌、伤寒杆菌(组织侵犯型):派尔集合淋巴结或孤立淋巴小结处的溃疡或糜烂 • 肠出血性大肠埃希菌、肠炎弧菌等(毒素产出型):黏膜损伤以轻微水肿、发红为主	—
志贺毒性大肠埃希菌感染症	右半结肠	明显水肿导致的肠道狭窄、发红、糜烂、易出血	从右侧结肠到左侧结肠炎症表现渐减

- 饱满感、内镜下触之质硬、凹凸不平等,是观察病变整体图像时所见到的病变表现。另外也需注意病变周围黏膜的性状,如皱襞集中、密集、黏膜下肿瘤样隆起等。此外,若观察到黏液的附着或易出血等情况,也要记录在报告中。
- 还要记录病变的表面性状。具体如有无粗大结节、有无凹陷、有无凹陷内隆起等,以上都是怀疑 cT1b 癌的重要所见,是放大内镜诊断时需要关注的重点部分。
- 空气变形及有无试验性黏膜下局部注射形成的非抬举征(non-lifting sign),也可以作为肿瘤浸润深度的诊断线索。

◢ 4. 放大内镜所见

放大内镜是一种以较高精度进行肿瘤与非肿瘤的鉴别及浸润深度诊断,具有较高可信度的诊断方法。在实际临床中,需要对腺管开口形态(pit pattern)进行观察,并通过 NBI 等图像增强内镜(IEE)对血管形态和表面构造进行评估。

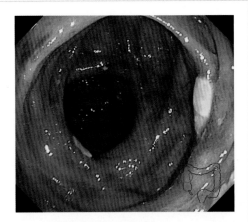

图1　静脉硬化性结肠炎

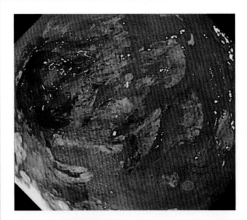

图2　阿米巴肠炎

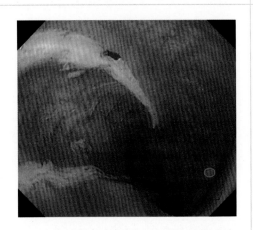

图3　显微镜下结肠炎(胶原性结肠炎)

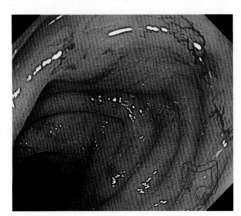

图4　放射性肠炎

(1)腺管开口形态(pit pattern)观察

对腺管开口形态(pit pattern)观察是目前最具可靠性的诊断方法。工藤等提出的分型,基本分为Ⅰ、Ⅱ、Ⅲ$_S$、Ⅲ$_L$、Ⅳ、Ⅵ$_I$(轻度、高度不规则)和Ⅴ$_N$型[5]。不同分型的表现在本书各章节都有描述,请参考。

在临床上,区别内镜治疗适应证病变和外科治疗适应证病变十分重要。藤井等提出了放大内镜观察的临床分型,用以区分外科治疗适应证和内镜治疗适应证[6,7]。该分型将具有明确范围的Ⅵ$_I$型(高度不规则)pit pattern称为侵入型(invasive pattern),即浸润深度达到cT1b或更深的浸润癌,适合外科治疗;而除此之外的肿瘤性病变称为非侵入型(non-invasive pattern),认为适合进行内镜治疗。

进行pit pattern观察后,一般按照工藤等的分型来记录,也可以附带记录临床分型,记录方式为"Ⅵ$_I$型高度不规则(invasive pattern)"。

(2)图像增强内镜(IEE)观察

IEE 的使用十分简便,在病变分类与浸润深度的诊断上也毫不逊色,其诊断精度接近 pit pattern 观察。但是由于 IEE 是较新的诊断工具,一般认为其可靠性不如 pit pattern。与 pit pattern 一样,关于如何解读各个病例的 IEE 表现,在各章节中都有详细说明,因此这里不再赘述。

对观察的表述,使用的是 NBI 放大分型。虽然以前曾经使用佐野分型、广岛分型、昭和分型、慈惠分型等,但近年来,提出使用"JNET 分型"作为 NBI 放大内镜大肠统一分型,其影响力逐渐扩大到世界范围[8][参见**绪论-二-(三)**]。今后计划开展 JNET 分型的效度研究,但由于该分型是描述 NBI 放大表现时使用的统一用语标准,因此,在检查报告中不仅要记录佐野分型等,也**必须记录 JNET 分型**。

国际上也认识到了 IEE 的作用。欧美将 IEE 应用于肿瘤与非肿瘤的鉴别,并将其应用于切除和丢弃策略(resect and discard strategy)中。然而,内镜创新保护和纳入声明(PIVI statement)也提到,只有具有一定经验的内镜医师在确保做出可靠性较高的诊断时,才能够使用 IEE 运用该策略[9]。因此,对于放大观察(特别是 IEE),不仅要记录各表现属于哪种分型,还要**记录可靠程度(低或高)**。

▌结束语

本节围绕肿瘤性病变阐述了检查报告的写法。目前关于 IEE 的讨论十分热烈,因此,将"为什么会这样认为呢?"这样的思考过程以批注等形式也附在报告中,会有利于内镜诊断学的进一步发展与提高。

参考文献

[1] 「胃と腸増刊 胃と腸用語集」(医学书院/ 编),医学书院,2012

[2] Parmar R,et al:Validated Scales for Colon Cleansing:A Systematic Review. Am J Gastroenterol,111:197-204;quiz 205,2016

[3] 「大肠癌取扱い规约 第 8 版」(大肠癌研究会/ 编),金原出版,2013

[4] Participants in the Paris Workshop:The Paris endoscopic classification of superficial neoplastic lesions:esophagus,stomach,and colon:November 30 to December 1,2002. Gastrointest Endosc,58(6 Suppl):S3-43,2003

[5] 山野泰穗,他:拡大内視鏡による早期大肠癌の深达度诊断. 胃と腸,36:759-768,2001

[6] 藤井隆广,他:早期大肠癌の深达度诊断におけるEUS と拡大内視鏡位置づけ—拡大内視鏡を重要视する立场から. 胃と腸,36:817-27,2001

[7] Matsuda T,et al:Efficacy of the invasive/non-invasive pattern by magnifying chromoendoscopy to estimate the depth of invasion of early colorectal neoplasms. Am J Gastroenterol,103:2700-2706,2008

[8] 佐野 宁,他:The Japan NBI Expert Team(JNET)大肠拡大 Narrow Band Imaging(NIB)分类. INTESTINE,19:5-13,2015

[9] Abu Dayyeh BK,et al:ASGE Technology Committee systematic review and meta-analysis assessing the ASGE PIVI thresholds for adopting real-time endoscopic assessment of the histology of diminutive colorectal polyps. Gastrointest Endosc,81:502. e1-502. e16,2015